Reliable Dentistry
Step4

マイクロスコープ・レーザー
CAD/CAM&マテリアル
矯正・骨増生&ガイデッドサージェリー

●北九州歯学研究会

上田　秀朗
倉富　　覚、／編著

樋口　琢善　　白土　　徹
田中　憲一　　津覇　雄三
桃園　貴功　　松木　良介
中島　稔博　　筒井　祐介
中野　宏俊　　青木　隆宜
樋口　克彦　　力丸　哲哉
山本　真道　　芳賀　　剛
松延　允資　　岩城　秀明／著
樋口　　惣

医歯薬出版株式会社

This book was originally published in Japanese
under the title of :

RIRAIABURU DENTISUTORI SUTEPPU 4
MAIKUROSUKOPU・REZAH・CAD/CAM & MATERIARU・KYOSEI・KOTSUZOUSEI & GAIDEDDO SAJIERI
(Reliable Dentistry Step 4—Microscope, Lazer, CAD/CAM & Materials, Orthodontic Treatment, Bone Augmentation & Guided Surgery)

Editors :
UEDA, Hideaki
  Ueda Dental Clinic
KURATOMI, Satoshi
  Kuratomi Dental Clinic

© 2018 1st ed.

ISHIYAKU PUBLISHERS, INC
  7-10, Honkomagome 1 chome, Bunkyo-ku,
  Tokyo 113-8612, Japan

はじめに

　本書のシリーズであるReliable Dentistryは，確実・高度な医療を習得し，信頼される歯科医療を提供するための臨床ガイドとして，2010年にスタートした．

　まず，本シリーズが始まるきっかけを振り返りたい．2010年2月には本シリーズのStep1が発刊されたのであるが，当時の歯科界では保険点数が改定ごとに削減され，また歯科医師過剰問題がさらに激化し，多くの開業医が否応なく過激な過当競争に加わることを余儀なくされていた．若い開業医のなかには生存競争に負けないために当初の志を曲げ，本来の医療行為とは別の分野での競争に傾注せざるを得ない人も少なくなかったようである．

　また，2000年ごろを契機に，さまざまな新しいツール，たとえば歯科用CTや各種レーザー装置，マイクロスコープなどが普及しはじめると同時に，従来から使用されてきたインプラントや補綴システムなどの器具・機材にも新機軸が打ち出されるようになった．われわれは，望みさえすればそれらを容易に手に入れることができるようになった．そしてそれらのツールを医院の売りとして大々的に喧伝し，勝ち残りを図る向きも少なくなかった．

　しかし，当然であるが，それらを手に入れさえすれば予知性の高い良質な歯科医療が達成できるというものではなく，その根底に医療人としての揺るぎない理念と確固とした基本治療の存在が必要であり，そのうえで最新の情報を収集し，錯綜する情報を取捨選択し，手にしたツールを使いこなす必要があることは論を待たない．

　そうした考えのもと，本シリーズのStep1では①歯内療法，②初期齲蝕，③歯周治療，④臼歯部の補綴治療の4項目について，基礎知識から確実に良好な結果を達成するための手法までを臨床例を通して詳細に説明した．

　Step1の発刊から1年2カ月後には，Step2が発刊された．Step2では①限局矯正，②審美修復，③インプラント治療，④総義歯というアドバンスド的な内容について，基本的事項を簡潔に確認したうえで，臨床例を提示しながら詳細に解説した．これらStep2で取り上げた4つのテーマは現在すでに歯科臨床のなかでの位置が確立され，今後もわれわれの日常臨床では欠かすことのできない大切なツールであり，これらのオプションなしでは来院される患者さんの満足を得ることは難しい．しかし，それも背景に確実な基礎治療があってはじめて成立するものであることも，同書のなかで強調した．

　そして，ここまでの総まとめとして，2012年2月にStep3が発刊された．Step3の項目は①咬合再構成とは，②少数歯欠損における咬合再構成，③矯正治療を応用した咬合再構成，④歯周病症例における咬合再構成，⑤多数歯欠損における咬合再構成，の5つである．ここでは咬合再構成を行ったケースを通して，包括的な歯科治療の進め方について解説し，全顎的治療を行う際には確実な基礎治療を履行したうえで，「全体的なバランス」を常に俯瞰的に見ておく必要性を指摘した．

　さて，Step3の発刊から5年が経過し，われわれを取り巻く環境はさらに急速に進歩した．CBCTによる術前診査，電子機器を用いた各種診断システム，マイクロスコープによる拡大視野下での精密治療，NI-Tiロータリーファイルシステムなどが当たり前になった感がある．ただし，これらもただ導入すればよいというものではなく，良好な結果を長期に維持するためにはさまざまな配慮が必要となる．

　そこで今回のStep4では，北九州歯学研究会若手会の最若手メンバーを中心に①マイクロスコープ，②レーザー，③CAD/CAM＆マテリアル，④矯正，⑤骨増生＆ガイデッドサージェリー，という5つの旬のテーマについて臨床例を提示しながら解説を加えた．基礎治療を大切にしているわれわれであるが，それであるからこそ，こうした最新の治療も生きてくるわけであり，古いものに縛られず新しいものにも積極的に取り組む姿勢をご確認いただきたい．

上田　秀朗

CONTENTS

はじめに／上田秀朗 ･･ 3

1章 マイクロスコープ

1. マイクロスコープ総論／松木良介 ･･ 8
2. マイクロスコープによる樋状根感染根管の治療／青木隆宜 ････････････････････ 12
   （コラム：MTA の種類・特性・使い方／青木隆宜）
3. マイクロスコープによる根尖部分岐根管の治療／倉富　覚、 ･･････････････････ 20
4. マイクロスコープによる破折ファイル除去／松延允資 ････････････････････････ 24
5. マイクロスコープによるパーフォレーションリペア／松木良介 ････････････････ 28
   （コラム：パーフォレーションを発見したら／松延允資）
6. マイクロスコープを用いたコンポジットレジン修復／樋口克彦 ････････････････ 34
7. マイクロスコープを用いた支台歯形成と印象採得／樋口　惣 ･･････････････････ 40

マイクロスコープ　文献 ･･･ 47

2章 レーザー

1. レーザー総論／津覇雄三 ･･ 50
2. 炭酸ガスレーザー／松延允資 ･･ 52
3. Er：YAG レーザー／樋口琢善・津覇雄三 ･････････････････････････････････････ 56

レーザー　文献 ･･･ 62

3章 CAD/CAM ＆ マテリアル

1. CAD/CAM ＆ マテリアル総論／山本真道・中野宏俊 ･･･････････････････････････ 64
   （コラム：マテリアルの違いによる接着についての考察／力丸哲哉）
2. 口腔内スキャナを用いた修復治療／桃園貴功 ････････････････････････････････ 70
3. CAD/CAM による前歯部・臼歯部修復症例／山本真道 ････････････････････････ 76
4. CAD/CAM デンチャーを用いた全顎的治療／岩城秀明 ････････････････････････ 84
5. バーチャル咬合器と CAD/CAM を用いた部分的・全顎的治療／筒井祐介 ････････ 94

CAD/CAM ＆ マテリアル　文献 ･･･ 108

4章 矯正

- ① 矯正総論／芳賀　剛 …………………………………………………………………110
- ② 拡大床・トレーナーを用いた小児矯正／芳賀　剛 …………………………………113
- ③ アライナーを用いた矯正治療／筒井祐介 ……………………………………………118
- ④ ストレートワイヤー法・TADsを用いた矯正治療／中島稔博 ……………………130
- 矯正　文献 ………………………………………………………………………………142

5章 骨増生＆ガイデッドサージェリー

- ① 骨増生＆ガイデッドサージェリー総論／白土　徹 …………………………………144
- ② GBRを用いた骨増生症例／樋口琢善 …………………………………………………148
- ③ ガイデッドサージェリーを用いたインプラント治療／田中憲一 …………………159
- 骨増生＆ガイデッドサージェリー　文献 ……………………………………………169

編著者・監修者・執筆者略歴 ……………………………………………………………170

動画 コンテンツについて

本書に関連した動画を以下の方法にてインターネット上で視聴することができます．

≪方法1．パソコンで視聴する≫
以下のURLにアクセスし，該当項目をクリックすることで動画を視聴することができます．
https：//www.ishiyaku.co.jp/ebooks/445190/

[動作環境]
Windows 7 以上の Internet Explorer および Microsoft Edge 最新版
MacOS 10.8 以上の Safari 最新版

≪方法2．スマートフォン・タブレットで視聴する≫
右記のQRコードからサイトにアクセスし，該当項目をクリックすることで動画を視聴することができます．

[動作環境]
Android 4.4 以上の Chrome 最新版
iOS 9 以上の Safari 最新版
※フィーチャーフォン（ガラケー）には対応しておりません．

◆注意事項
- お客様がご負担になる通信料金について十分にご理解のうえご利用をお願いします．
- 本コンテンツを無断で複製・公に上映・公衆送信（送信可能化を含む）・翻訳・翻案することは法律により禁止されています．

◆お問い合わせ先
以下のお問い合わせフォームよりお願いいたします．
URL：https：//www.ishiyaku.co.jp/ebooks/inquiry/

動画一覧

1章　マイクロスコープ
② **マイクロスコープによる樋状根感染根管治療**（青木隆宜）
樋状根へのアプローチ
③ **マイクロスコープによる根尖部分岐根管の治療**（倉富　覚）
根尖部分岐根管へのアプローチ
④ **マイクロスコープによる破折ファイル除去**（松延允資）
破折ファイル除去
⑤ **マイクロスコープによるパーフォレーションリペア**（松木良介）
パーフォレーションリペア
⑥ **マイクロスコープを用いたコンポジットレジン修復**（樋口克彦）
積層充填
⑦ **マイクロスコープを用いた支台歯形成と印象採得**（樋口　惣）
1．歯肉縁下形成
2．根面形態修正
3．旧補綴装置除去〜補綴装置装着まで

2章　レーザー
② **炭酸ガスレーザー**（松延允資）
小帯切除
③ **Er：YAGレーザー**（樋口琢善・津覇雄三）
1．歯周外科への応用
2．MTAセメントへの応用

3章　CADCAM＆マテリアル
④ **CAD/CAMデンチャーを用いた全顎的治療**（岩城秀明）
1．試適
2．完成義歯
⑤ **バーチャル咬合器とCAD/CAMを用いた部分的・全顎的治療**（筒井祐介）
バーチャル咬合器

4章　矯正
③ **アライナーを用いた矯正治療**（筒井祐介）
クリンチェック

1章 マイクロスコープ

1. マイクロスコープ総論／松木良介
2. マイクロスコープによる樋状根感染根管の治療／青木隆宜
   （コラム：MTAの種類・特性・使い方／青木隆宜）
3. マイクロスコープによる根尖部分岐根管の治療／倉富　覚、
4. マイクロスコープによる破折ファイル除去／松延允資
5. マイクロスコープによるパーフォレーションリペア／松木良介
   （コラム：パーフォレーションを発見したら／松延允資）
6. マイクロスコープを用いたコンポジットレジン修復／樋口克彦
7. マイクロスコープを用いた支台歯形成と印象採得／樋口　惣

マイクロスコープ　文献

総論

歯科用マイクロスコープは1990年代より日本でも応用されはじめた．当初は主に歯内療法分野に使用されていたが，現在では支台歯形成，歯周治療，齲蝕治療など幅広い分野でマイクロスコープを使用した歯科治療の有用性が明らかになってきている．また，それに付随して，マイクロスコープ用の各種インスツルメントの発展なども伴い，さらなる普及・進化が期待される．

北九州歯学研究会とマイクロスコープ

われわれ北九州歯学研究会は発足以来，

１．日常の臨床の結果を提示し批判を仰ぐ
２．基本を守り，正確に行う．日常の臨床の中にこそ，研鑽できる要素が潜んでいる
３．長期に渡って経過観察を行い客観的評価を行う

という基本的な考え方のもとに研鑽を重ねている．毎月の例会において1枚のデンタルX線写真，1枚の口腔内写真でディスカッションを繰り返すことで，「基本を守り，正確に行う」を実践し，1本の歯の治療の精度向上に会員一同努めている．

マイクロスコープに関していえば，近年さらなる治療精度の向上を目指して本機器を導入する会員が年々増加してきている．2017年時点では日本全国の歯科医院での普及率が8％程度であるのに対し，北九州歯学研究会全会員の約58％（19/33医院）がマイクロスコープを導入するに至っている．使用目的では，診査・診断や歯内療法で用いる会員が多いが，支台歯形成，コンポジットレジン充填などで用いる会員も増えてきている（**図1**）．

マイクロスコープの利点・欠点

マイクロスコープの利点を列挙すると，

・拡大した視野を得ることができる（**図2**）
・光源が同軸であるため，根管内や深い窩洞にまで光が届く
・処置を行う視野を動画として保存し，患者さんへの説明やプレゼンテーションに使用できる

などがある．

欠点としては，

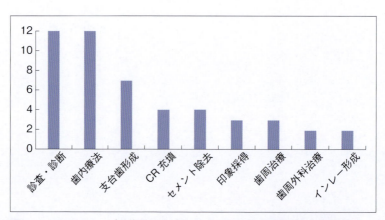

図1 マイクロスコープの使用目的（2017年の北九州歯学研究会会員調査）

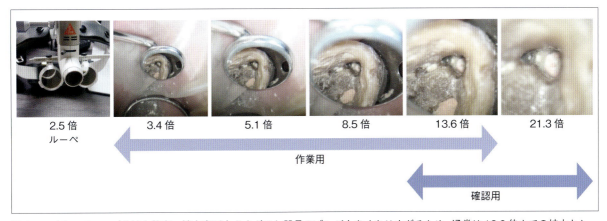

図2 マイクロスコープの拡大倍率．拡大率が大きすぎると器具のブレが大きくなりすぎるため，通常は13.6倍までの拡大とし，それ以上は確認用としている（拡大率はOPMI Pico MORA［Carl Zeiss］に準じる）

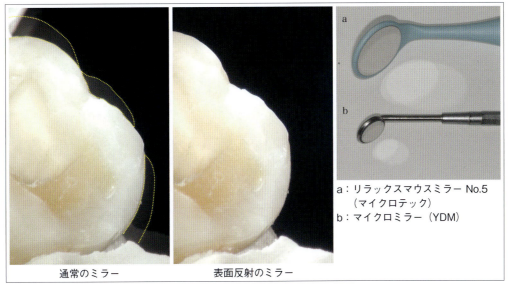

図3 通常のミラーでは点線のように像が二重にみえるが，拡大視野ではこの影響が大きくなるため，表面反射のミラー（右図a，b）を使用するべきである

- 機器が高価
- 場所を選ぶ
- 深度がわかりにくい
- 使用するにはある程度の熟練を要する

などがあげられる．筆者が使用しているマイクロスコープの最大倍率は20倍前後だが，普段は8.5〜13.6倍程度で処置を行うことが多い（**図2**）．マイクロスコープは固定して使用するので，同じ拡大視野でもルーペを用いて処置を行う場合と比較してもかなり異なる．また，深い窩洞内まで光が届く反面，深度がわかりにくいので，咬合面の充填処置など立体感が必要な治療はルーペなどを併用しての確認が必要である．

● 歯内療法での使用

マイクロスコープは視野が光源と同軸であるため根管内まで光が到達し，従来では

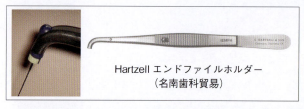

図4 ファイルホルダーなどを使用し、視野が妨げられないよう工夫する必要がある

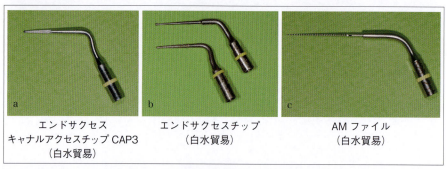

図5 超音波チップ．側壁の整理（a），根管口明示（b），根管拡大，根管内洗浄（c）など用途はさまざまである

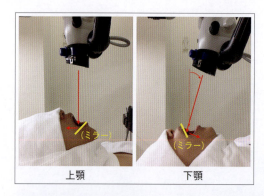

図6 患者の頭位．上顎ではヘッドレストを起こし，下顎では倒す．さらに大臼歯ではマイクロスコープを手前に傾ける

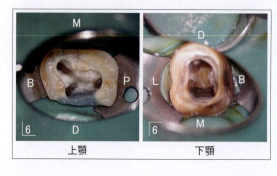

図7 ミラー像．下顎では近遠心が逆転するので習熟に時間を要する

手指感覚に頼らざるをえなかった状況でも，根管内の深いところまでを視覚的に把握でき，処置を行うことができる．

また，歯内療法分野でマイクロスコープを使用する場合は，ミラーテクニックを用いることが非常に多い．その場合，明瞭な視野を獲得するために表面反射のミラーを使用する必要がある（**図3**）．さらにマイクロスコープ下で処置を行うためにはミラーが処置の妨げにならないよう小さなミラーを使用し，普段使用しているような手用インスツルメントが視野を遮ることもあるため，マイクロスコープ用のインスツルメントを揃えておくと処置が行いやすい（**図4，5**）．また，下顎では近遠心が反転するので，うまく手を動かすにはある程度の熟練が必要である（**図6，7**）．

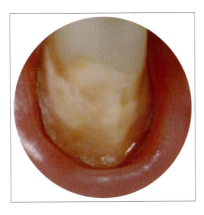

図8 マイクロスコープの拡大視野下での形成では術野が非常に狭くなってしまい，歯や歯列全体がみえず，適切な軸面の形成ができなくなってしまう

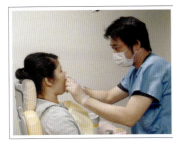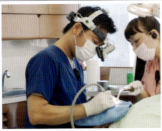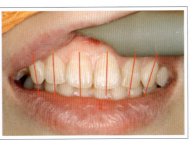

図9 概形成では歯や歯列の全体像を確認しながら，裸眼もしくは低倍率のルーペを用いる

● CR修復での使用

CR修復での使用で最大の利点は，適合精度の向上であると考えられる．臼歯部隣接面への充填では，充填後の形態修正や研磨などは難しく，充填時に適合させることが必要となる．マイクロスコープなどの拡大視野下であれば，感染歯質除去後の隣接面窩洞底部とマトリックスの適合を確認しながら充填することができるため，適合性は向上し充填後の形態修正や研磨が容易となる．また，5級窩洞の充填などでは，歯肉縁下にレジンが流れ出ないよう確認しながら充填でき適合性が向上する．

CR修復は健全な歯質を極力温存できることが利点であるが，マイクロスコープ下で感染歯質を除去しようとすると，エナメル象牙境下の感染象牙質を見逃しやすいことに注意したい．ゆえに，マイクロスコープを高倍率から低倍率に倍率を変えることにより，局所から全体像へと視野を広げたり，またミラーにてさまざまな角度からみることで，感染歯質を確実の取り除く必要がある．

● 支台歯形成での使用

Lekniusらや南らの報告にもあるように，ルーペやマイクロスコープなどの拡大視野下での支台歯形成は肉眼のそれよりも有用であることが示されている．マイクロスコープでの拡大視野下での形成は，明瞭で連続性のあるフィニッシングラインを形成する際には大変有用であるが，一方で術野が非常に狭くなってしまい，歯や歯列の全体像がみえず，適切な軸面の形成ができなくなってしまう（図8）．そのため，すべてをマイクロスコープで形成するのではなく，概形成では歯や歯列の全体像を確認しながら裸眼，もしくは低倍率のルーペを用い，フィニッシングラインの形成など細部の形成にマイクロスコープを使用したほうが，全体のバランスもよくなり，時間も短縮できると思われる（図9）．

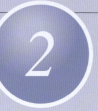

② マイクロスコープによる樋状根感染根管の治療

■ 樋状根の症例

●上田　複雑な根管形態を有する歯の治療の際に，視覚で確認して治療を進めることができるマイクロスコープによってどのようなアプローチができるのか．青木先生，樋状根のケースの提示をお願いします．

●青木　患者さんは64歳の女性で，下顎左側部の自発痛を主訴に来院されました（**図1，2**）．⎿4に著しい自発痛，⎿7に咬合痛があり，デンタルX線写真にて両歯とも根尖部に透過像を認めました．また，欠損部を長く放置していたためか，⎿7は近心傾斜を呈し，歯根膜腔の肥厚もみられました．いずれの歯も歯内療法が十分に行われているとはいえず，補綴装置の適合不良もありました．

　自発痛が強かったため浸潤麻酔下で補綴装置を除去し，感染根管治療を開始しました．ここでは，⎿7の治療について話を進めていきます．

■ 樋状根の診断

●上田　⎿7は根管充填が2つの根管になされているようにみえますが，実際はどのような形態だったのですか？

●青木　デンタルX線写真より，近心根と遠心根は癒合し，その中央に分岐溝のような縦溝が確認できたため，樋状根を強く疑いました．

●上田　下顎第二大臼歯は樋状根である可能性が高いですよね．

●青木　樋状根は下顎第二大臼歯に最も多く発現し，日本人では30％程度にみられるとされています（**図a**）[1]．この頻度は諸外国の報告と比べ高いようです[2〜4]．

●上田　文献によっては30〜45％ともされていますね．

●青木　はい．下顎第二大臼歯の根管治療を行う際に必要な解剖学的知識といえます．治療に入る前に，根管形態を正確に把握するためにCBCT（以下，CT）を撮影しました．

●木村　根管治療時，どのようなときにCTを撮影しますか？

●青木　今回のように，根管口から根尖に至るまでの根管形態が変異に富む樋状根や，2根管性の近心頬側根を有する上顎大臼歯，複根管性の下顎前歯や小臼歯などが疑われ，デンタルX線写真では検出が難しい場合は撮影することがあります．

　また，治療前はCT撮影をしていなくても，根管治療の途中で形態に疑問を感じれば撮影を行うこともあります．

●上田　それでは症例の概要に戻りましょう．

●青木　⎿7はやはり樋状根で，髄床底部ではFanの分類（**図b**）[5]でいうTypeⅡ，根中央から根尖部にかけてはTypeⅠでした（**図3〜7**）．

●上田　CTによって樋状根管の形態変異を理解することは，根管治療の戦略に有用

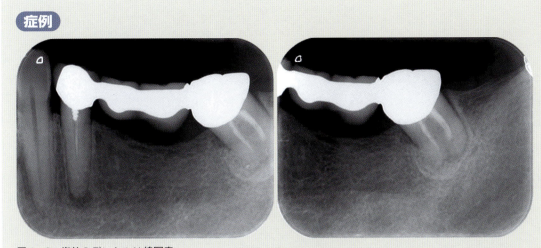

図1, 2 術前のデンタルX線写真
患者は，下顎左側部の自発痛を主訴に来院．⌊4̲7̲ に根尖病変が認められる．⌊7̲ は近心傾斜のためか歯根膜腔の拡大もみられる．近心根と遠心根は癒合し，その中央に分岐溝（縦溝）のような透過像がみられる．樋状根を疑う所見である

第一大臼歯	第二大臼歯	第三大臼歯
0%	30%	10%

図a 日本人の下顎大臼歯の樋状根の発現率[1]
樋状根は下顎第二大臼歯に特徴的な形態ということができる

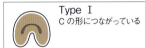
Type Ⅰ
Cの形につながっている

Type Ⅱ
Cの形がとぎれて，セミコロン型をしている

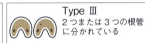
Type Ⅲ
2つまたは3つの根管に分かれている

Type Ⅳ
円形に近い1根管

Type Ⅴ
水平断では根管が確認できない

図b Fanの分類[5]

だと思います．

●**青木** デンタルX線写真のみで樋状根を診断することは決して容易なことではありません．しかし，近遠心根が癒合あるいは近接していること，遠心根管は大きく近心根管は細いこと，2つの根の間にぼんやりと第3の根管が認められること，という特徴を見分けることで樋状根であることを診断できる可能性があるとされています[6]．異なる角度からデンタルX線写真撮影を行ったり，パノラマX線写真など，異なる種類の画像により診断することも有効だと考えられます．

●**上田** 丸い円形をした根管はほとんど存在しないということを常に念頭に置きながら，手指感覚を研ぎ澄まし，Hファイルで掻き上げながら水平的な根管の広がりを触知することも大事だと思います．では，この症例でのアプローチを教えてください．

●**青木** はい．CT画像の水平断面から，歯髄腔中央部分に根管充填されていないことがわかります．起炎因子の徹底的な除去を目的として，本来の根管の形に沿った水平的な拡大を意識して治療を行いました[7～9]．

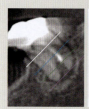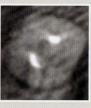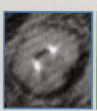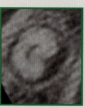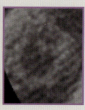

図3～7 CT画像．髄床底部ではFanの分類でいうTypeⅡ，根中央から根尖部にかけてはTypeⅠであった．樋状根は髄床底から根尖に至るまで歯髄腔の形態は変化に富む．根管中央部分が充填されていないことがわかる（各画像の囲みの色は図3の画像のスライス部位に対応している）

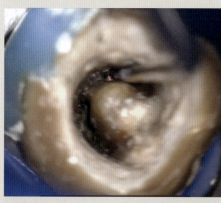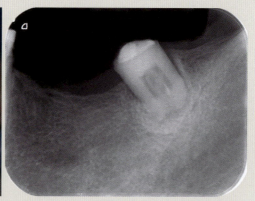

図8，9 ガッタパーチャが根管口下アンダーカットのイスムスに入り込み，完全に除去できない．術中のX線写真ではイスムスに残存するガッタパーチャを思わせる不透過像を認める

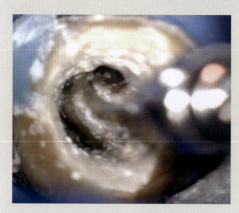

図10 超音波チップを用いて近遠心根管口間の歯質を削合．舌側の歯質は薄いので注意が必要

樋状根管へのアプローチ

●**青木** 根管口は小さい円形の近心根管と大きい楕円形の遠心根管からなるセミコロン型で，根尖に向かっていくにつれて形態がC字の形につながっていっていました（**図8, 9**）．このままではアンダーカットにあるガッタパーチャなどの起炎因子が除去できないと考え，マイクロスコープ下で超音波チップを用いて近心根管口と遠心根管口間の歯質を削合しました（**図10**）．

●**上田** 完全に1つの根管にしたというわけですね？

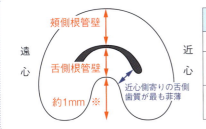

図c 樋状根の水平断根管壁の厚径．根全長にわたって舌側が菲薄．深い縦溝部（※部）は約1.0 mmで，近心側寄りの舌側根管側径が最も薄い[10]

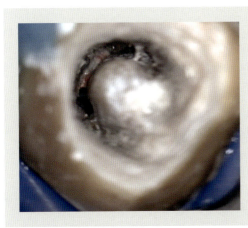

図11 歯質削合後．イスムスに入り込んでいるガッタパーチャを明示

●**青木** はい．歯質を削合すると構造的に破折の危険性が増すので，削合すべきなのか，どこまで削合するべきか，と悩むことが多くあります．ですが，今回は感染源の除去を優先して削合しました．この際，樋状根管は頬側に凸な円弧形態ということを意識し，歯質の薄い舌側を穿孔しないように注意して処置を行いました（**図c**）[10]．

●**木村** では，抜髄症例の場合だとどうしますか？

●**青木** アンダーカットになっている部分は機械的拡大だけで完全に歯髄を除去することは困難ですので，NaOClでの溶解が有効だと考えます．また，マイクロエキスカなどを用いるのもよいと思います．しかし，根管充填が緊密に行えない場合は歯質を削合することもあります．

●**上田** それでは治療の続きを教えてください．

●**青木** 根管口を1つにすると，近心と遠心の根管を結ぶイスムスに入り込んでいるガッタパーチャをはっきりと確認することができました（**図11**）．それをマイクロエキスカやGPリムーバースピアーを用いて丁寧に除去していきました（**図12〜16**）．

●**木村** イスムスやフィンなどの水平的狭窄部の清掃はファイルだけでは難しいでしょうか．

●**青木** イスムスの部分にも主根管の1/4にも及ぶ細菌が生息する可能性があるといわれています[11]．この部分の感染除去も治療の成功に大きく影響すると考えますが，頬舌的に扁平化した根管をファイルだけで機械的清掃をするのはかなり根気のいる作業だと思います．マイクロスコープを導入する前は，#10や#15などの細いファイルを用いて糸ノコを引くように地道に拡大していましたが，今は主根管の拡大を手用ファイルやNi-Tiファイルで行い，イスムスやフィン部はマイクロスコープで確認し

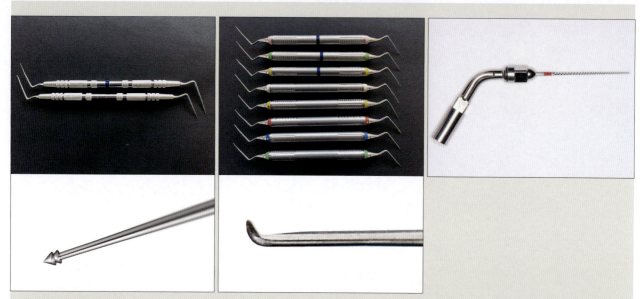

図12〜16　左：GPリムーバースピアー（YDM）．0.3Sと0.3L，0.5Sと0.7Sの2本，中：OKマイクロエキスカ®（背戸製作所）．ブレードの幅・角度によりリングカラーで色分けされている．筆者（青木）は8本所持しており，部位や根管形態によって使い分けている．右：Uファイル®（ナカニシ）

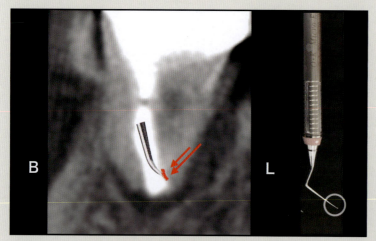

図17　根尖付近の彎曲．マイクロスコープ下でマイクロエキスカの先端がアンダーカット部に到達していること（矢印）を確認しながら感染源の除去を行っていった．掻き上げた歯質片の質感，色を視覚的にも捉えることができることは大きな利点だと感じた

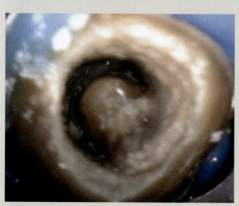

図18　根管充填前

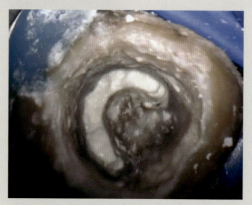

図19　根尖孔が破壊されていたため，MTAセメントにて根管充填を行った

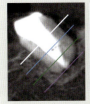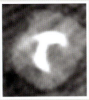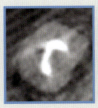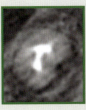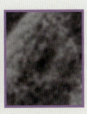

図20〜24 根管充填後のCT画像（各画像の囲みの色は図20の画像のスライス部位に対応している）

ながら，前述の器具や超音波器具で拡大形成を行うよう心掛けています．

●上田　マイクロスコープは根管形態の把握だけでなく，根管形成の効率化にも役立っているわけですね．

●青木　はい．複雑な根管形態部のストレスフルな作業を軽減してくれます．ですが，細やかな手指感覚がやはり大事となる部分もあるため，うまく使い分けるようにしています．このような操作でイスムス部はきれいに拡大しました．続いて，マイクロスコープで根尖付近の舌側方向への彎曲によるアンダーカットの存在を確認しましたので，この部分はマイクロエキスカで掻き上げるように感染源の除去を行いました（**図17**）．

●木村　根尖付近のアンダーカットもマイクロスコープで確認することができるのですか？

●青木　根管壁の凹凸によってアンダーカットの存在を発見することはできますが，マイクロスコープの視野は直線的なので，彎曲の先であるアンダーカット部を直接みることはできません．実際には，その部分に器具の先端を到達させるように確認しながらの作業になります．従来であれば，感染源の除去と緊密な根管充填を行うために，プレカーブをつけたファイルなどで手探りで拡大する必要がありました．しかし，マイクロスコープを使用するとこのような部分でもある程度の視野が得られますので，ミニマルインターベンション的な根管治療が行えると思っています．

●上田　樋状根の根尖は舌側寄りにあり，根尖付近で根が舌側に彎曲していることが多いといわれています．可能な限り元の根管形態を保ちながら治療を行うことはとても意味があることだと思います．根管内の感染源除去を終えて根管充填へと移る目安は何かありますか？

●青木　根管壁歯質の硬さや切削片の色をみます．マイクロスコープでみることによって，全周の歯質をマイクロエキスカで触りながら確認できるので，今までよりも自信をもって根管充填のタイミングを決めることができています．

●上田　では，根管充填の処置について教えてください．

●青木　根尖の吸収により根尖孔は円形を呈しておらず，ファイルによる規格ができませんでした．この状態でガッタパーチャによる緊密な封鎖は得られないと考えました．また，先程述べた根尖付近のアンダーカットもありましたので，この症例ではMTAセメントで根管充填することにしました（**図18，19**）．

●上田　根管充填後のCT画像（**図20〜24**）ではイスムス部分にも充填材が行き届いているのが確認できますね．では，総括をお願いします．

●青木　はい．今回の樋状根のような特殊な根管形態は，立体的なイメージをもって治療を行うことが重要です．CTを用いることで，そのイメージが飛躍的に明確にな

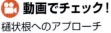
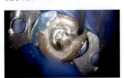
動画でチェック！
樋状根へのアプローチ

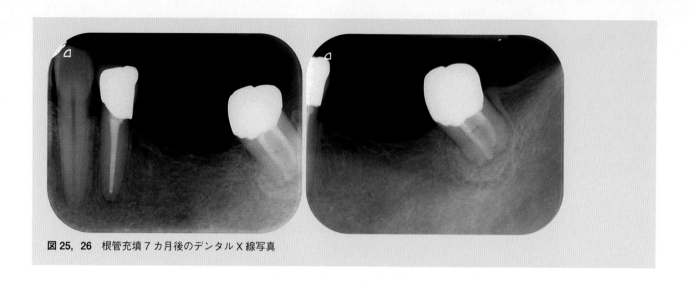

図25, 26 根管充填7カ月後のデンタルX線写真

りましたが，マイクロスコープにて根管内を視覚的に捉えることにより，歯質が陥凹，もしくは扁平しているところなど，配慮が特に必要な部分に対しても，感染物質の除去を追求しすぎる危惧が軽減され，より効率的に自信をもって治療を行えました．7｜の根尖部の不透過像は改善しましたが，近心傾斜改善のための部分矯正は患者さんが希望されませんでしたので，歯根膜腔の変化を含め注意深く経過を追っていきたいと思います（**図25，26**）．

●**上田** マイクロスコープを導入して，根管治療に変化はありましたか？

●**青木** 基本的なコンセプトは変わりませんが，先程述べたようにアプローチが変わった部分はあります．しかし，正確な診査・診断，基本的な治療ができてこそ，マイクロスコープを用いた歯内療法に付加価値が見出せると思っていますので，これからも臨床経験を積み重ねていきたいと思います．

Column   MTAの種類・特性・使い方

■ MTAの種類・特性

MTAは新製品が続々と出現しており，短時間で硬化し即日修復治療が可能なものや水分の補給がなくても十分に硬化するもの，X線造影剤として暗く変色しにくい酸化ジルコニウムやカルシウムジルコニア複合物を添加しているものなど，製品によって特性がある．治療内容に合った製品を選択し使い分けるとよい（**表1**，**図1**）．

■ MTAの使い方

筆者（青木）は，MTAは根尖孔外に溢出しても組織為害性が小さいという論文を参考に，根尖口が開大している #80 以上の症例はMTAで根管充填している．

MTAの欠点として操作性の難しさがあげられるが，水分が多いと操作性がさらに悪くなる．そこで，「さくさくと新雪を踏んだときのような固さ」をイメージして練和し用いると，比較的操作しやすいと感じている．

MTAは十分な封鎖を得るためには4 mm以上の厚みが必要だといわれている．筆者は歯科用根管プラガー（**図2**）で填入しては押さえることを繰り返し，最後は滅菌精製水で湿らせた綿球を使って整えている．慣れると特別な道具を使用せずとも作業できるようになるが，MTA充填専用のキャリア（**図3**）を使用する場合もある．しかし，根管深部まで到達させるのはやはり難しいため，マイクロスコープ下で確認しながら作業している．

表1 MTAの特性

- 硬組織誘導能
- 組織親和性
- 強度
- 抗菌性
- 封鎖性
- 低細胞毒性

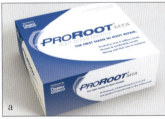
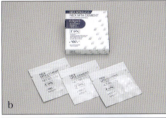
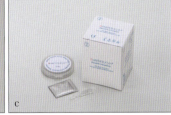
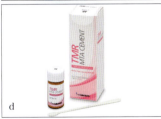
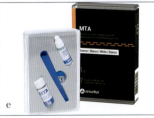
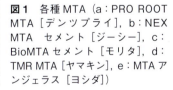

図1 各種MTA（a：PRO ROOT MTA［デンツプライ］，b：NEX MTA セメント［ジーシー］，c：BioMTAセメント［モリタ］，d：TMR MTA［ヤマキン］，e：MTAアンジェラス［ヨシダ］）

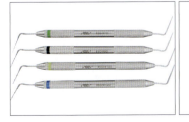
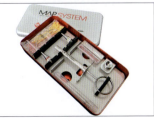

図2 NEX G-コンデンサー（ジーシー）
図3 MAPシステム（マイクロテック）

3 マイクロスコープによる根尖部分岐根管の治療

分岐根管の分類

●上田　分岐した根管などの歯内療法においてもマイクロスコープによる治療が有効と考えられます．そうした治療を進めるためには，根管分岐にはどのようなパターンがあるのかという解剖学的知識も必要です．甲斐先生，どのようなパターンが考えられますか？

●甲斐　はい，分岐根管の分類で有名なものに，Weine の分類と Vertucci の分類があります（図 a, b）．

　どちらも複根管の関係を分類したものですが，上顎第一小臼歯や下顎第一大臼歯近心根ではほとんどの場合2根管性だといわれています．そうした部位の治療の際には，どのように分岐しているか常にイメージしながらファイル操作を行うことが重要です．

●上田　他にも下顎前歯や下顎第一小臼歯にも複根管があることが知られています．根管の解剖学的特徴を知識としてもっておき，根管の見逃しをしないように常に探る心掛けが重要ですね．

根尖部分岐根管の症例

●上田　では，倉富先生に症例を提示していただきます．

●倉富　根管分岐が認められる症例では，分岐の位置が根尖側に近い症例ほど手技的に難しいといえます．肉眼による目視は絶望的となり，手指感覚で分岐していることを探るのは至難の業です．そのようなケースでは，やはりマイクロスコープが有効な場合が多いと感じます．

　根管充填がなされていないケースでは，デンタルX線写真で術前に分岐の位置を予測しておくことも重要です．根管のラインの濃淡が急激に変化している場合は，その部位で根管に分岐や合流，彎曲などの変化があると考えてよく，このケースでも根尖部付近で根管の走行が不明瞭になっており，分岐を疑いました（図 1, 2）．

●上田　CTを撮影すれば，根尖部付近で分岐していることは一目瞭然ですが，そのことがわかっていても，盲目的な器具操作では難しいということですね．

●倉富　はい．マイクロスコープを使用し，ダイヤモンド付き超音波チップで根尖部付近の歯質を削合することで分岐根管の根管口明示ができました．実際に根尖部付近をみながら処置を行えることは，治療の精度を高めるために，非常に有効であると感じます（図 3〜8）．

●甲斐　超音波チップでの削合の際には何か注意する点がありますか？

●倉富　マイクロスコープを通じて部位をみながら処置を行うために，原則的に無注水で歯質を削合しています．そのため，このケースのように根管内の深い位置で処置を行う際には，長時間使用すると歯根膜に火傷などの損傷を与えてしまう危険性があります．よって，チップと歯質の接触は断続的に行い，連続して使用するのは約1分

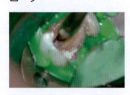

動画でチェック！
根尖部分岐根管へのアプローチ

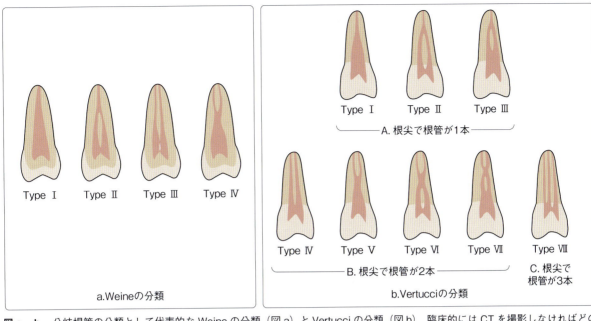

図a, b 分岐根管の分類として代表的なWeineの分類（図a）とVertucciの分類（図b）．臨床的にはCTを撮影しなければどのタイプの根管であるかは判別できないが，複根管歯では常にどのパターンで根管が走行しているのかをイメージをしておく必要がある．水平的な拡大不足や根管の見逃しは，根管充填後のデンタルX線写真では判断できないからである．これは上顎小臼歯に限らず，全歯種に関していえることである

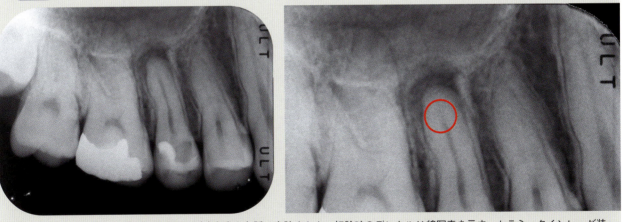

図1, 2 23歳，女性．5⏐の自発痛および咬合痛を主訴に来院された．初診時のデンタルX線写真を示す．セラミックインレーが装着されており，根尖部に透過像を認めた．5⏐の根管は歯冠部から根尖部手前まで明瞭な歯髄腔を確認できるが，根尖部付近で不明瞭となっている．この部位で根管分岐しているか，急激に弯曲していることが疑える

を目処とし，冷却効果にも期待しながら洗浄用の超音波チップを使用し，削片を洗い流しています．

●**上田** このケースでは，他に特別なインスツルメントを使用しましたか？　また，根管充填の方法は？

●**倉富** 分岐した根管はそれほど太い根管ではなく，根管分岐部の根管口を明示した後は，通常のステンレススチールファイルのみで拡大しました．また，根管充填法は私がルーティーンに行っているシングルポイント法です（**図9〜13**）．

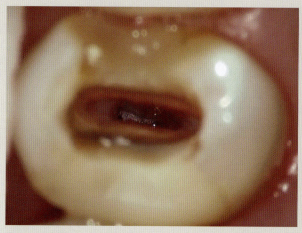 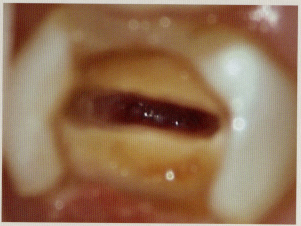

図3, 4　根管はさほど彎曲しておらず, ファイルを根尖孔まで穿通でき, 自発痛は消失した. しかし, 排膿が止まらなかったため, 根管が分岐している可能性があると考えた. マイクロスコープを用いて, 根尖部付近で分岐した頬側根管を確認できた

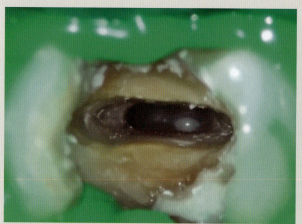 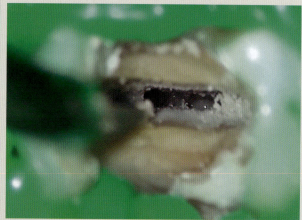

図5, 6　肉眼では根尖部付近の根管内の様子は確認できなかった. 分岐した頬側根管にスムーズにファイルを挿入できるアクセスキャビティを形成するため, マイクロスコープ下で超音波用チップを用いて歯質を削合した

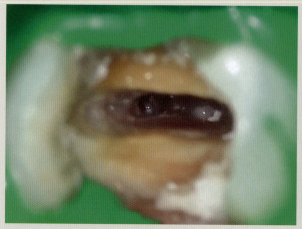 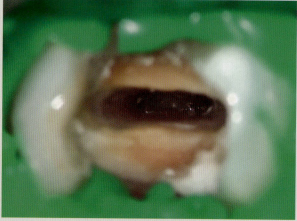

図7, 8　分岐根管の根管口を明示した状態. 根管口を覆っている, いわゆる"エンド三角"に相当する歯質を削合しているため, ファイルの操作性が向上し, 起炎因子の除去が図れた

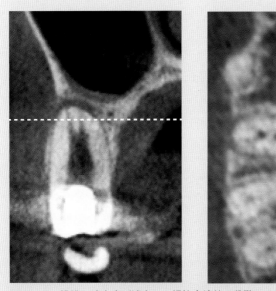

図9, 10 排膿と咬合痛が消失し，根管充填前の段階でCTを撮影した．Coronal像（図9）と根尖部Axial像（図10）を示す．根尖部で分岐した2根管を拡大できていることを確認した．目視できない部位で過不足なく歯質を削合できたのは，マイクロスコープの使用によるところが大きいと考える．2根管とも比較的ストレートな根管であることがCTで確認できたため，通法どおりシングルポイント法で根管充填できると判断した

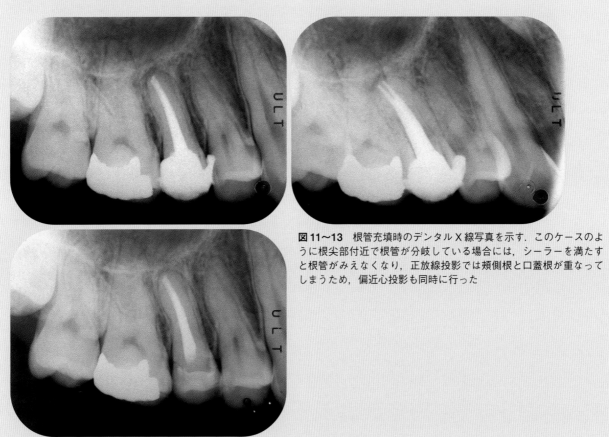

図11〜13 根管充填時のデンタルX線写真を示す．このケースのように根尖部付近で根管が分岐している場合には，シーラーを満たすと根管がみえなくなり，正放線投影では頬側根と口蓋根が重なってしまうため，偏近心投影も同時に行った

●上田　術前のデンタルX線写真でしっかりと根管の走行を診断し，基本的な手技を確実に行えば，よい結果が得られるということですね．ありがとうございました．

4 マイクロスコープによる破折ファイル除去

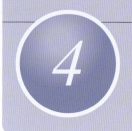

一般的な破折ファイル除去の方法

●上田　歯内療法を行う際にマイクロスコープを用いる目的の一つに，破折ファイルの除去があげられると思います．

　まず，こうした場合に，一般的にはどのような方法があり，松延先生は臨床ではどうされていますか？

●松延　まず，破折ファイル除去の方法としては，マセランキットやIRSキット，ループテクニックなど除去専用の器具を使用する方法があります．しかし，私はそのような器具を使用したことがなく，ステージングプラットフォームテクニックを用いて除去を試みています．

●上田　マイクロスコープが導入される以前は，盲目的に除去を行っていたため，パーフォレーションなど別の問題が生じる可能性がありました．マイクロスコープを用いることでより確実にそして安全に除去できると思います．

マイクロスコープを用いて破折ファイルを除去した症例

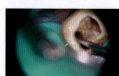
動画でチェック！
破折ファイル除去

●上田　それでは，マイクロスコープを用いて破折ファイル除去を行った症例を提示してください．

●松延　症例は55歳の男性で，右下の歯茎が腫れて痛い，との主訴で来院された患者さんです．口腔内写真は消炎処置後ですので歯肉の腫脹は消失していますが，6̅｜頬側に腫れていた名残りはあります（図1〜3）．デンタルX線写真では，6̅｜の根尖に大きな根尖病変があり，また近心根には破折ファイルを認めましたので，破折ファイルの除去ならびに感染根管処置を行いました．

●小松　この症例では，破折ファイルの除去は必須になると思いますが，どのようにファイルを除去したのですか？

●松延　まず，超音波チップを用いてガッタパーチャを除去したところ，近心舌側根にファイルの断端を認めましたので，超音波チップを当て超音波振動を与えて除去を図りました（図4，5）．

　図6，7が初診から3カ月後のデンタルX線写真です（正放線，偏近心投影）．根尖病変は縮小傾向にありますが，現在経過観察中です．

●上田　破折ファイルを除去し，感染根管処置を行ったおかげで，病変は縮小傾向にあると思います．

ステージングプラットフォームテクニック

●小松　ところで，今回先生が用いたステージングプラットフォームテクニック（図a）についてもう少し詳しく教えてください．

症例

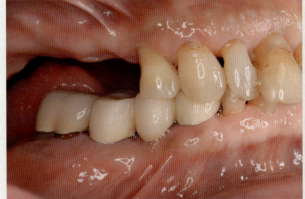
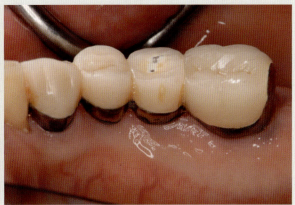
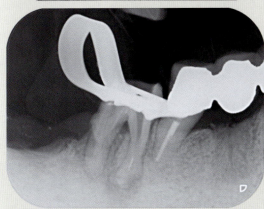

図1〜3 初診時の口腔内写真およびデンタルX線写真

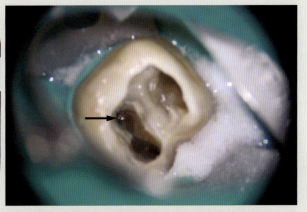

図4, 5 ガッタパーチャ除去時のデンタルX線写真とマイクロスコープ画像

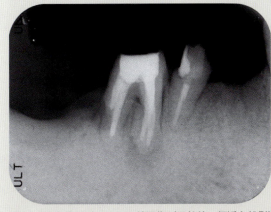
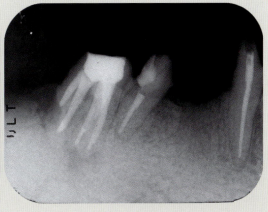

図6, 7 術後のデンタルX線画像（正放線，偏近心投影）

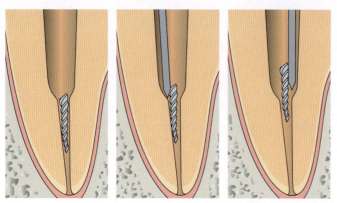

図a ステージングプラットフォームテクニック．超音波チップを破折ファイルに当て，振動を行いて除去を図る

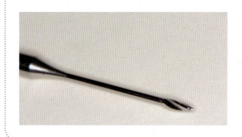
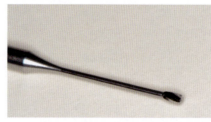

図b, c ゲーツグリデンドリル．切断前（左），切断後（右）

●松延　具体的には，まず刃の最も太い所で切断し改良したゲーツグリデンドリル（図b, c）を用いて，破折したインスツルメントが明示されるまで歯冠側をストレートに削合し，プラットフォームを形成します．つまり，超音波器具を操作できるスペースを確保するわけです．その後，超音波チップを用いて破折ファイルに振動を与えていき，除去を図るテクニックです．

●上田　ゲーツグリデンドリルは必ず使用するものなのでしょうか？

●松延　本来のテクニックでは使用することになっているのですが，提示した症例のように破折ファイルの断端が直視でき，超音波チップを接触させるスペースがあれば，ゲーツグリデンドリルを必ずしも使用しなくてもよいと思います．

●小松　超音波チップを当てるコツなどがありますか？

●松延　乾燥した状態のみで行うと書かれている論文もありますが，私はキャビテーション効果や発熱を押さえる目的で無注水と注水を繰り返しながら行っています．また，破折しているインスツルメントの種類によって，時計回りもしくは反時計回りに超音波チップを接触させます．

●上田　破折ファイルは必ず除去しないといけないのですか？

●松延　破折ファイル除去にあたっては，まずはそのファイルを除去する必要があるかどうかを診断する必要があります．

　参考症例（図8〜10）をご覧ください．破折ファイルを除去せず，6.5年経過した症例です．その当時マイクロスコープもなく，破折ファイルを除去する技術もなかったため，まずはその他の根管の拡大・根充を行い経過をみていましたが，現在まで問題は生じておりません．

●小松　破折ファイルを除去するかどうかの判断基準を教えてください．

参考症例

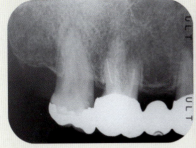 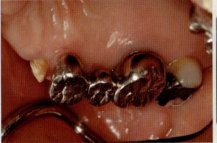 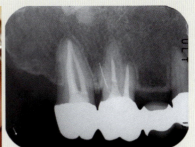

図8, 9　破折ファイルを除去しなかった症例の初診時

図10　術後6.5年経過．特に異常はみられない

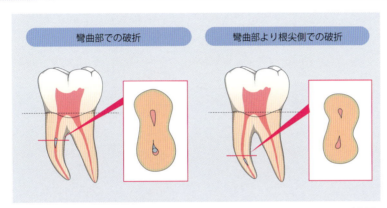

図d　破折ファイルが根管の彎曲部より根尖側にあると，マイクロスコープを用いても目視できない

●**松延**　自分が考慮することとしては，①根管内の状態（生活歯髄，感染の有無等），②根尖病変の有無，③根管充填の質，④臨床症状，⑤所持している器具・機材，⑥術者の技術，⑦破折ファイルの位置，などが挙げられます．

　参考症例（**図8～10**）で提示したように根尖病変や臨床症状がなければ必ずしも除去する必要はないと思います．ある場合には積極的に除去は図りますが，すべてを除去できるわけではありません．

　特に破折ファイルが根管の彎曲部より根尖にある場合は（**図d**），マイクロスコープを用いても盲目的な操作となるため，パーフォレーションなど2次的な損傷を引き起こす可能性が高くなります．その場合は歯根端切除や再植を検討する必要があります．

●**上田**　すべての治療においてそうであるように，破折ファイル除去に対してもマイクロスコープがあるからという理由ではなく，きちんとした診査・診断を行う必要があるということですね．

　ありがとうございました．

5 マイクロスコープによるパーフォレーションリペア

難症例への対応

●上田　これまでみてきた症例のほか，歯内療法でマイクロスコープが有効な処置にはどのようなものがありますか？

●松木　はい．これまでの症例のような根管の発見や破折器具の除去のほか，パーフォレーションリペアなど，歯内療法において難症例となる症例に有効です．肉眼では確認しにくく，従来では手指感覚に頼らざるをえなかった状況でも，マイクロスコープを用いることで原因を特定し，正確な処置が可能となります（**表1**）．

●重田　マイクロスコープの活用好例としてパーフォレーションリペアがあると思いますが，パーフォレーションが生じた部位によっても対応が異なると思います．それぞれについて教えてください．

●松木　パーフォレーションの治療方針や予後に関係するのが，発症からの経過時間，大きさ，そして位置です．発症後即時に修復し，小さいほうが良好な結果が得られるようですが，最も予後を左右する因子がパーフォレーションの位置です（**図1**）．パーフォレーションが歯槽骨レベルにあり，口腔内と交通している場合は歯冠長延長術なども検討する必要があります．治療については，根尖に近い場合は通常の根管充填と同じように充填すればよいですが，パーフォレーションが根管口付近の場合はMTAセメントなど生体親和性がよい材料で修復するのが望ましいと考えています．

表1　マイクロスコープの使用が有効な処置
- 石灰化などで閉塞した根管の発見
- 充填物，ポスト，破折器具の除去
- 根管内の閉塞の除去
- 余計な歯質の削合を避けた根管形成
- パーフォレーションリペア
- 亀裂や破折の発見
- 歯根端切除や逆根管充填など，外科的歯内療法全般

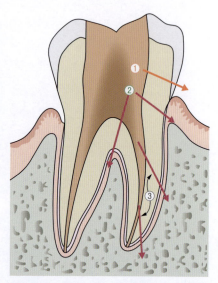

図1　パーフォレーションの部位による分類
①歯槽骨より歯冠側，②歯槽骨レベル，③歯槽骨より根尖側

1章 マイクロスコープ

症例

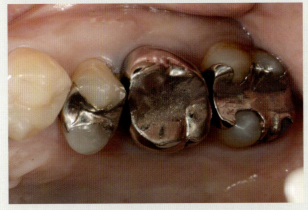
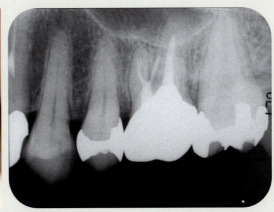

図2, 3 初診時58歳の女性.⌐6の咬合痛を主訴に来院.デンタルX線写真では近心根と口蓋根との間に不透過像を認める

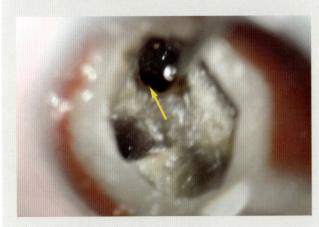

図4 メタルコア除去後,根管口付近を十分に清掃すると,近心根の内壁にパーフォレーション(矢印)を認めた

■パーフォレーションリペアの症例

●**松木** 症例は初診時58歳の女性で,上顎左側の歯の咬合痛を主訴に来院されました.⌐6部の歯肉は以前より何度か大きく腫れたことがあるとのことでしたが,初診時は大きな腫脹は認めませんでした.デンタルX線写真では⌐6の近心根と口蓋根との間に不透過像を認めたものの,その時点では根管内外がどのような状態かはわかりませんでした(図2, 3).

まずは補綴装置とメタルコアを撤去し根管内を確認しました.メタルコアを撤去すると,中はかなり汚染されていました(図4).歯の状態を正確に把握するため,まずは感染歯質を削除してEDTA,NaOClで十分に洗浄し,根管口を明示しました.すると,近心根の内壁に大きなパーフォレーションを認めました.根管内のガッタパーチャをある程度除去して再度デンタルX線写真を撮影すると,歯根とは違う位置に不透過像がはっきりと確認できました.

●**重田** 不透過像は根管外にあるということですね.その後はどのようにされたのでしょうか.

●**松木** はい.根管外にあることはわかったのですが,マイクロスコープでもみえませんでしたので,果たしてそれを取り除くことができるのかはわかりませんでした.そこで,次に不透過像の正確な位置を把握するためにCTを撮影しました.するとそ

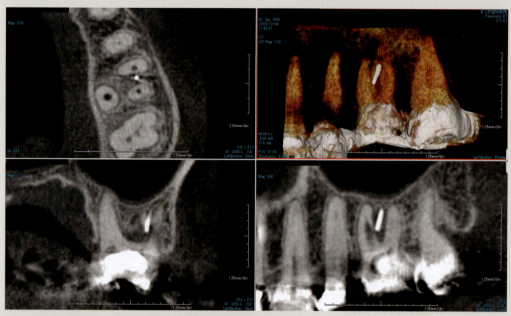

図 5〜8　CT所見では，不透過像は近遠心根の間に存在した．頰側および上顎洞底の骨吸収は認めなかった

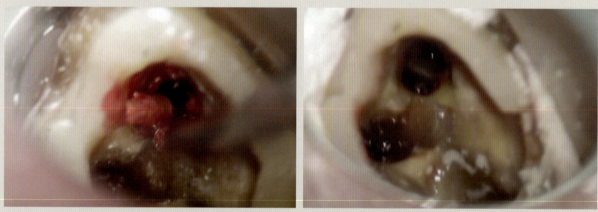

図 9, 10　CTで確認した方向からガッタパーチャリムーバースピアーで取り出す．摘出後は根管外を搔爬

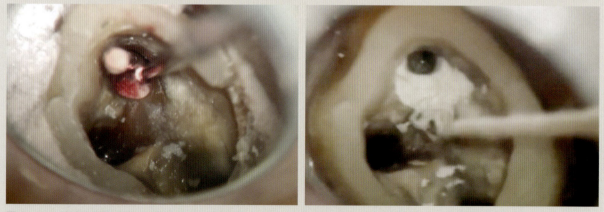

図 11, 12　本来の根管に仮にガッタパーチャを設置し，コラーゲンメンブレンをパーフォレーションの外へ塡入し下地をつくる．続いてMTAセメントでパーフォレーションを封鎖

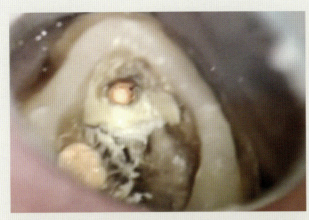

図13 後日,MTAセメントの硬化を確認して本来の根管を根管充填

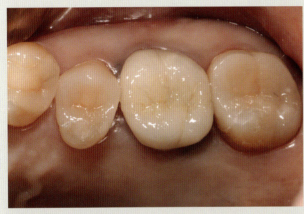
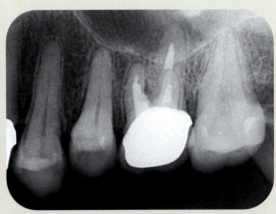

図14, 15 補綴装置装着時

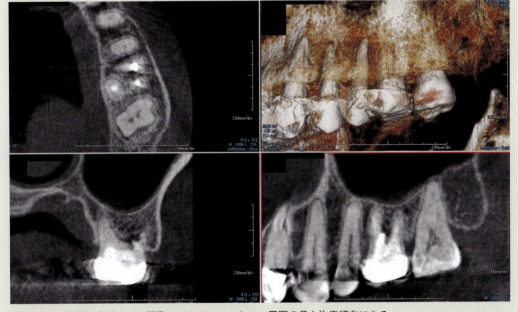

図16〜19 術後1年時のCT画像.パーフォレーション周囲の骨も治癒傾向にある

の根管外異物は近心根と遠心根の間に位置していました.また,頰側や上顎洞底部の骨の吸収はありませんでした(**図5〜8**).

●上田　この時点での治療方針を教えてください.

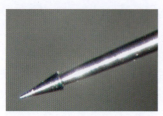 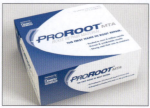 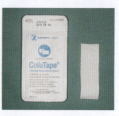

図 a〜c　a：根管内のガッタパーチャや汚染物質の除去，根尖部の搔爬など用途は広い（ガッタパーチャリムーバースピアー［YDM］）．b：生体親和性，封鎖性，湿潤下での硬化など現時点ではパーフォレーションの封鎖に最も適した材料といえる（MTAセメント Pro Root MTA［DENTSPLY］）．c：パーフォレーションの封鎖に必ずしも必要ではないが，パーフォレーション部の骨欠損が大きい場合に置いておくと MTA セメント充塡が行いやすくなる（コラーゲンメンブレン Colla Tape［白鵬］）

●松木　根管外異物の除去には大きく分けて，根管内からアプローチするか，外科的にアプローチするかがあると思いますが，この症例では頰側の骨が保存されているので外科的にアプローチしようとすると骨削除量が多くなり侵襲が大きく，また上顎洞底部には十分に骨があるため処置によって異物が上顎洞内に迷入する可能性は低いと考え，根管内からアプローチしようと考えました．

●重田　除去は具体的にどのようにしたのですか？

●松木　まず麻酔下に根管外の不良肉芽をマイクロエキスカベーターなどで除去しつつ異物の確認に努めました．それでも少ししか異物はみえませんでしたが，CT画像の情報を手掛かりにガッタパーチャリムーバースピアー（YDM）を用いて異物を引っ掛けるようにして搔き出すと，根管外にあったガッタパーチャが出てきました（図9,10）．

●上田　パーフォレーション部はどのようにしたのですか？

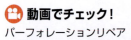
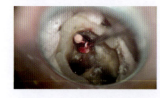

動画でチェック！
パーフォレーションリペア

●松木　骨面がきれいにみえるまで根管外の不良肉芽を十分に除去しました．私が予想していた以上に骨吸収があるように思いました．パーフォレーション部はMTAセメントで封鎖しようと考えていましたが，骨吸収とパーフォレーションが大きかったため，まずコラーゲンメンブレンを根管外に置いてからパーフォレーション部をMTAセメントで封鎖しました（図11, 12）．このとき，本来の根管がMTAセメントで塞がれないように，根管には仮にガッタパーチャを設置しました．後日，MTAセメントが硬化したのを確認して根管充塡を行い，補綴装置を装着しました（図13）．術後1年時のCT画像ではパーフォレーション部周囲は骨吸収も改善傾向にあり，経過は良好です（図15〜19，図a〜c）．このような症例はマイクロスコープなしでやみくもに行っても成功しないと思います．またマイクロスコープだけでなく，CT画像も参考にして総合的に判断することで的確な処置が可能になったと思います．

●上田　マイクロスコープを用いることで今まで困難であった症例に対しても確実な治療が行える可能性が増してきたのは間違いなさそうですね．歯内療法すべてにマイクロスコープを用いる必要はないと思いますが，症例によっては大変有効な機器であることは間違いないでしょう．

Column パーフォレーションを発見したら[26]

マイクロスコープを使用して治療している際にパーフォレーションを発見すると、ついMTAを用いてパーフォレーションリペアを行いたくなる。しかし、『マイクロスコープによるパーフォレーションリペア』（28頁〜）にもあるように、パーフォレーションが歯槽骨頂より根尖側にある場合ではMTAによる封鎖が有効であるが、歯槽骨頂レベルにあり口腔内と交通している場合には歯冠長延長術を、分岐部であれば歯根分割などを考慮しなければならない。

図1〜9は|4歯根破折による抜歯に伴い、上顎左側臼歯部の補綴装置再製が必要となった症例である。|7の歯内療法を開始したところ、髄床底の遠心側壁にパーフォレーションを認めた。遠心中央の歯周ポケットにプローブを挿入したところ、パーフォレーション部と交通しており、MTAによる封鎖では予後不良と判断し、パーフォレーション部が歯肉縁上へとなるように歯冠長延長術を行った。軟組織の治癒を待ち、支台築造を行い、最終補綴装置を装着した。

どのような処置に対しても診査・診断が必要であるように、パーフォレーションに対する処置においても良好な結果を得るためには、診査・診断が重要であるといえる。

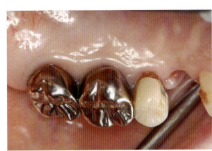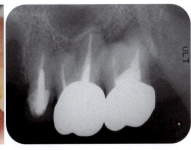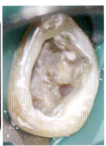

図1〜3 補綴装置再製のため治療を始めたところ、|7にパーフォレーションを認めた

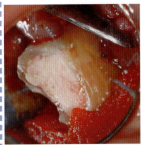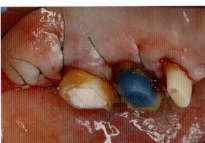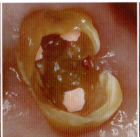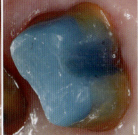

図4〜7 パーフォレーション部が歯肉縁上となるよう、歯冠長延長術を行った

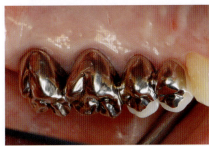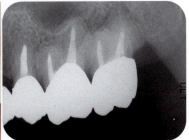

図8, 9 最終補綴装置装着。経過は良好である

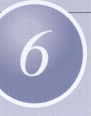

マイクロスコープを用いたコンポジットレジン修復

■ コンポジットレジン修復

●**上田** マイクロスコープを用いたコンポジットレジン修復（以下，CR修復）について，樋口克彦先生に解説をお願いします．

●**樋口（克）** CR修復は，接着性の向上やさまざまなマテリアルの登場により，適応症が拡大しています．またミニマルインターベンション（MI）治療の観点では，歯質の削合が必要最小限で修復できる歯の延命と考えればCR修復は有効な治療法と考えます．CR修復の利点・欠点を**表1**に示します．

そこで今回は，隣接面齲蝕の症例を提示させていただきます[27]．本症例でのデンタルX線写真では|6 隣接面の象牙質に及ぶ齲蝕を認め（**図1**），口腔内所見では，近心の咬合面に齲蝕が透けてみられます（**図2**）．

●**酒井** CR修復を選択した理由を教えてください．

●**樋口（克）** 耐摩耗性を考えると，咬頭を被覆するような大きな齲蝕だとCR修復では予知性に欠けると思いますが，本症例では頬側および口蓋側の咬頭頂までは齲蝕が達していないようにみえます．したがって，CR修復を選択しました．

本症例では，バイタイリングなどを用いて隣接面を近遠心的に押し広げ，マイクロスコープ下で齲蝕の範囲を確認します（**図3**）．それにより，おおまかな窩洞の形成範囲をイメージしていきます（**図4**）．

●**上田** 必要最小限の歯質の削合で修復を行えるといわれていますが，逆に，歯質を守ろうとするばかりに齲蝕を取り残しては本末転倒です．特に，CR充填では，遊離エナメル質を残して修復することもあるともいえますが，樋口先生が実際の臨床において齲蝕除去で気をつけていることを教えてください．

●**樋口（克）** 遊離エナメル質を残して齲蝕を除去しようとすると，齲蝕がしっかりと除去できているのかの確認が難しくなります．目視などでは確認できない部位は，ミラーテクニックを用いてミラーの角度を変えながら確認する必要があると考えます（**図5～7**）．

●**上田** 次に，接着操作での注意点を教えてください．

●**樋口（克）** 接着操作で大切なことは，歯面と接着させることにあります．まず，歯面処理ですが，従来はエナメル質と象牙質に分けて考えることが一般的でした．しかし，現在ではセルフエッチングシステムとエナメル質リン酸エッチング併用とでは接着力に差はないとされていますが，無切削のエナメル質に対してはリン酸エッチングを併用するほうが接着力の向上につながるという論文もあります[28]．また，エナメル質リン酸エッチングを併用したほうが経年的な充填部位の辺縁の着色が少ないなどの理由から，当院では，エナメル質リン酸エッチングを行ったうえでセルフエッチンシステムを用いて接着操作を行っています．リン酸エッチングはエナメル質に限局して

表1　CR修復の利点と欠点

利点	欠点
●歯質の削除量を必要最小限に止めることができる	●経年的に変色などがみられる
●即日修復が可能である	●セラミックスや金属と比較して耐摩耗性が劣る
●色調再現性があり，審美的である	●術者の手技に左右されやすい

症例

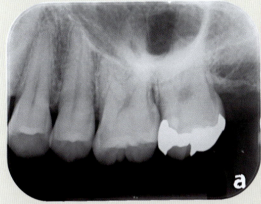
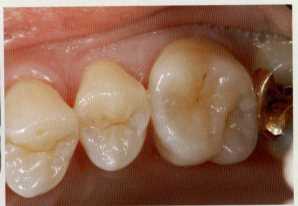

図1，2　第一大臼歯隣接面齲蝕の症例のデンタルX線写真および口腔内所見

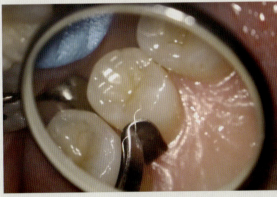
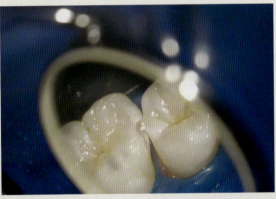

図3，4　本症例ではバイタイリングなどを使用して隣接面を近遠心的に押し広げ，マイクロスコープ下で齲蝕の範囲を確認する．それにより，大まかな窩洞の形成範囲などをイメージしていく

参考症例

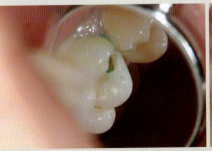
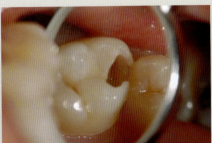
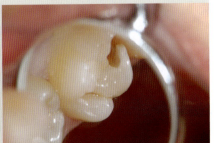

図5～7　齲蝕がエナメル象牙質に沿って広がっている．ミラーを動かして角度を変え，齲蝕の取り残しを確認する

塗布します．限局して塗布するため，シリンジの先端は極力細いものを使用しています（**図 8〜18**）．

●**酒井** 多くのメーカーから接着システムが販売されておりますが，どのような点に注意したらよいのでしょうか？

●**樋口（克）** 現在，販売されている接着システムは，ほとんど臨床上問題ない接着力を有しているといっても過言ではありません．しかし，どれも同じ使用法ではありません．たとえばセルフエッチングの液を歯面に塗布してから20秒待ってエアブローを行うものや，10秒待つものなど材料によって異なりますので，取扱説明書に必ず目を通すことが大切だと思います．当院の接着操作では，歯面に溶液を確実に塗布することと（**図 19, 20**），ボンディングレジンを確実に硬化させ接着させることに気をつけています．

次にボンディングレジンを確実に硬化させるには，現在多くの接着システムは光重合型であるので，光照射を確実に行う必要があると考えます．各メーカーから光強度の強い光照射器が販売されていますが，その多くは，光強度を上げることにより照射時間を短縮するもので，臨床のなかでは大変効果的だと考えています．しかしながら照射を行う形成面をみてみますと，齲蝕を除去した時点で遊離エナメル質を残している部位は，象牙質は咬合面からみるとアンダーカットになっていることがよくあります．そのような部位に咬合面から一方向での照射では，いくら照射強度の強い照射器でも接着面に十分な光が届いていない可能性があります（**図 21**）[29]．

したがって，照射方向を変えたり，照射時間を延長して十分に光を当てる必要があると考えます（**図 22**）．

●**上田** 接着操作までの取り組みはわかりました．ここで重要なことは，しっかりとした接着操作を行うことと，隣接面窩底部の充填の適合性を高めることですが，隣接面齲蝕へのCR充填ではマイクロスコープを用いることでどのような違いが出るのでしょうか？

●**樋口（克）** マイクロスコープを必ず用いなければならないわけではないのですが，本症例のような隣接面を充填するときに，一番大切なことは，歯頸部からの立ち上がりの充填をどれだけ適合よく行えるかだと考えています．充填後に研磨で適合性を高めようとしても器具の到達性が難しく，逆にアンダーな充填を行えば，再度盛り足すことが不可能な部位であるために，最初からやり直しになってしまいます．そのために，マイクロスコープ下でCRを充填していくことで，良好な結果が得られると考えています．

●**酒井** 具体的にはどのような方法を用いて適合精度を上げているのですか？

●**樋口（克）** 隣接面の充填を行うときにはマトリックスを隣接面に挿入し，ウエッジを歯頸部より挿入して窩洞底部の適合を高めます（**図 23, 24**）．今回は，プラスチックマトリックスを用いて，ラバーウエッジを挿入して窩底部の適合性をマイクロスコープ下にて確認しています．多くのウエッジはテーパーが付与されており，頬側から挿入すると，どうしても口蓋側がマトリックスをしっかりと歯面に密着させることが難しいときがあるので，ラバーウエッジは，その欠点を補えるために今回使用しています．

症例（続き）

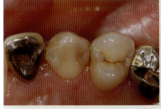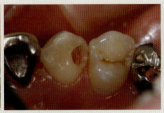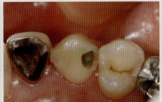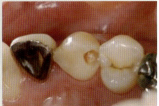

図8〜11　齲蝕検知液などを用いて確実に齲蝕を取り除く

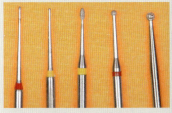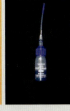

図12　削合の際には極力齲蝕のみを削合するため，エナメル質に対しては極力細いタービン用のバーを用いる（マイクロプレパレーションバー　Komet H1SEM-010［モモセ歯科商会］）
図13　象牙質には齲蝕検知液を用いて確実に取り除く（ニシカカリエスチェック・ブルー［日本歯科薬品］）

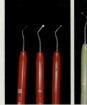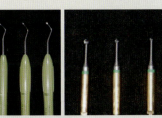

図14〜16　使用する器具としては低速回転でコントラ用のラウンドバーや手用エキスカベーターを用いる（図14, 15：B's MIバー［日向和田精密製作所］，図16：LMエキスカベーター［白水貿易］）

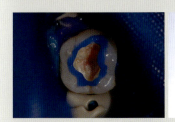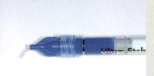

図17　エナメル質に限局してリン酸エッチングを用いる
図18　その際，エナメル質に限局して塗布させるため，シリンジの先端を細いゲージに変更している（Ultra-etch, endo-Eze Tips［Ultradent］）

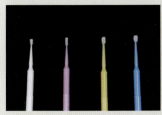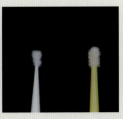

図19, 20　プライミング剤，ボンディング剤を歯面に塗布する際，確実に塗布できるようにアプリケータの大きさを変更している（c：TPCアプリケーターブラシ［ファイン/スーパーファイン］）

　また，バイタイリングにより軽度に歯間を離開させることができるので，視野の確保と，充填後のコンタクトが緩くならないようにしています[30]．

　実際の充填では，流動性のよいフロアブルレジンを用いて充填していきます．フロアブルレジンの先端のシリンジは，窩洞内にしっかりと挿入できるように極力細いゲージを用いています．中程度の窩洞の大きさであっても，一括で充填するわけではなく，積層充填を行っています（**図25, 26**）．

●**酒井**　積層充填を行う理由を教えてください．また積層充填を行うときの注意点などはありますか？

●**樋口（克）**　レジンをしっかりと硬化させるためには，充填するレジンの厚みも考え

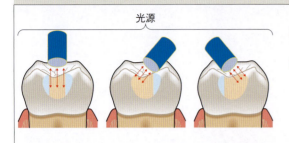
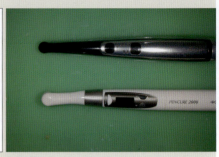

図21,22 ボンディングレジンを確実に硬化させるため，光照射器の角度を変えながら数回に分けて照射を行う[29]

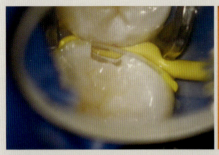
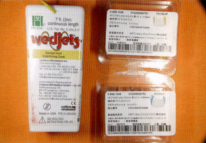

図23,24 プラスチックマトリクス（アダプトセクショナルマトリックス［カボデンタルシステムズジャパン］）を挿入し，ラバーウエッジ（ウェジェットイエロー細2M［ハイジニック］）を用いて窩洞底部とマトリックスが隙間のないように適合させる

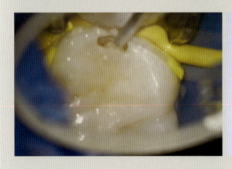
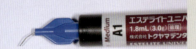

図25,26 窩洞への充填はフロアブルレジンの31Gシリンジを用いて，慎重に行う

なくてはならないと考えています．一括で充填してしまうと，表層は硬化しても，内面は硬化していない恐れがあります．もし硬化していなければ，その後の脱離や二次齲蝕になる可能性が高いので，積層充填で確実にレジンを硬化させる必要があり，大臼歯部では光照射を行う方向がどうしても限られてきます．そのために，窩底部付近まで十分な光照射を行おうと考えると積層充填のほうが確実であると考えています．

一括充填と比べてレジンが窩底部に過不足なく充填されているかを確認することができるため，積層充填で行っています（図27〜30，動画）．

術後のデンタルX線写真では，X線造影性の薄いレジンを使用しているため充填範囲がはっきりとしませんが，第一大臼歯近心部のレジンと歯質は移行的であり，ステップなども確認できず，適合状態は良好であると考えております（図31〜34）．

動画でチェック！
積層充填
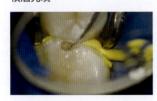

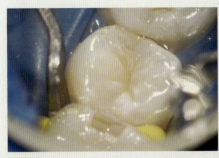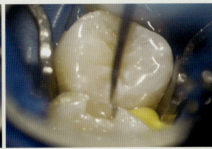

図27, 28 積層充填を行う際には気泡の混入が発生することがある．その場合は短針などを用いて気泡を潰してから硬化させる

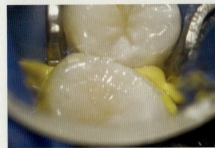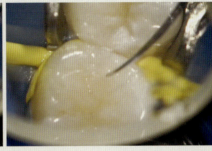

図29, 30 咬合面に関しては，短針やスイングアート（トクヤマ）を入れて形態を付与する

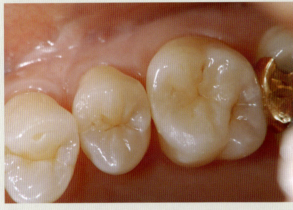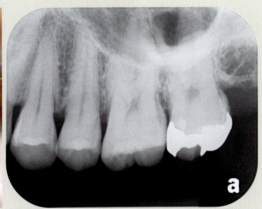

図31, 32 術後の口腔内写真とデンタルX線写真．コンタクトポイントの回復はできている．デンタルX線写真での確認も適合は良好である

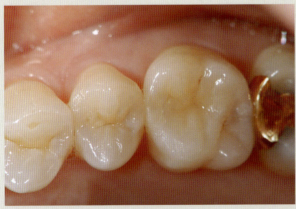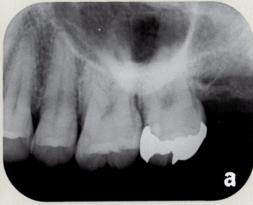

図33, 34 術後1年経過時の状態．経過は短いが脱離や変色などは認めず，良好に推移している

7 マイクロスコープを用いた支台歯形成と印象採得

■ 支台歯形成と印象採得

●上田　精度の高い補綴装置を製作するためには，適切な支台歯形成と精度の高い印象採得が必要になります．樋口　惣先生にはマイクロスコープを用いた支台歯形成と印象採得について解説していただきます．では，症例の提示をお願いします．

●樋口（惣）　前歯をきれいにしたいという主訴で来院された34歳女性の患者さんです．

　主訴である上顎の4前歯はセラミックスによる修復がなされていましたが，マージン部が露出しており，歯肉と補綴装置は調和していませんでした．1| 唇側に瘻孔を形成していました．デンタルX線写真では，1| は根管治療の不備と根尖部近心側に透過像を認めました．|2 は根管治療は行われておらず，根尖部に透過像を認めました．歯周基本治療，21|1 の感染根管治療，支台築造を行った後，補綴処置を行っていくこととしました（図1，2）．

●上田　樋口先生はマイクロスコープを使って支台歯形成をされるということですが，どのような利点がありますか？

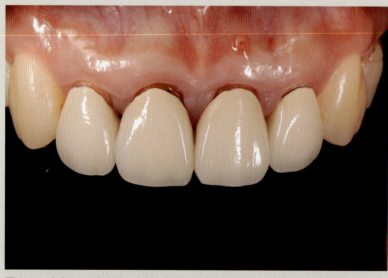
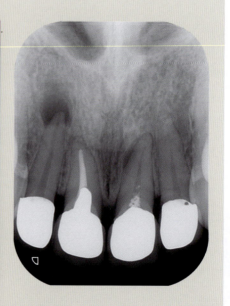

図1，2　患者：34歳女性，主訴：前歯をきれいにしたい，既往歴：特になし
初診時口腔内所見（左）：1| 唇側に瘻孔を形成．主訴である上顎4前歯はセラミックスによる修復がなされていたが，マージン部が露出しており，歯肉と補綴装置は調和していなかった
初診時X線写真所見（右）：1| は根管治療の不備と根尖部近心側に透過像を認めた．|2 は根管治療は行われておらず，根尖部に透過像を認めた
治療方針：歯周基本治療，21|1 の感染根管治療，支台築造を行った後，補綴処置を行う．最終補綴装置は，側切歯に比べ中切歯をもう少し強調させ，より自然感を出し，歯肉と調和させたものにする

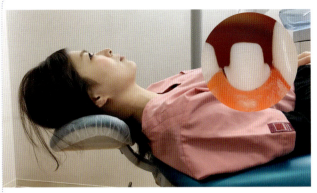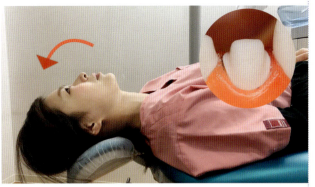

図 a, b　マージン部を形成する際の患者のポジショニング．頭位を図bのように後屈させることで，支台歯のマージン部を斜め上からみえるようになる．歯肉縁下の形成を行う際は，このポジショニング行う

●**樋口（惣）**　拡大して支台歯形成を行うことで，明瞭でスムーズなフィニッシングラインを形成することができます．CAD/CAMで歯冠修復を行う際は非常に有用だと考えています．逆に不明瞭なフィニッシングラインだとCAD/CAMでは適合は難しくなると思います．

●**上田**　ではマイクロスコープを使った支台歯形成を行う際のポイントなどがあれば教えてください．

●**樋口（惣）**　はい．今回は上顎前歯の支台歯形成と印象採得において私が工夫しているポイントをいくつか述べさせていただきます．

　1つめは，支台歯形成時のポジショニングです．上顎前歯部の歯肉縁下のマージンを形成する際に，頭位を後屈させることで，支台歯のマージンを斜め上から直視できるようになります（**図 a，b**）．

●**上田**　なるほど．頭位を後屈させることでマージンを直視できるようになるのですね．術者の姿勢も変わらないし，それはよいですね．しかし，マイクロスコープの強拡大ではマージン部のみがクローズアップされて歯軸がわからなくなるのではないですか？

●**樋口（惣）**　おっしゃるとおりです．支台歯形成で大切なのは，マージンだけではありません．歯の長軸方向を見誤ると，軸面の形成がおかしくなりテーパーが必要以上に大きくなってしまったり，アンダーカットをつくってしまったりしてしまいます．そこで私は，歯肉縁上の形成は裸眼もしくは拡大鏡を使用しています．

●**重田**　何でもマイクロスコープを使えばうまくいくというわけではないのですね．

●**樋口（惣）**　裸眼，拡大鏡，マイクロスコープの使い分けが大切だと思います．

●**上田**　では，次のポイントを教えてください．

●**樋口（惣）**　はい．次は歯肉縁下形成の際に用いる器具についてです．歯肉縁下形成を行う際，以前は歯肉を傷つけないように使い古した充填器などで歯肉を排除しながら行っておりました．しかし，歯肉を守るための充填器が逆に歯肉を痛めつけてしまっていたのです．

●**上田**　どういうことですか？

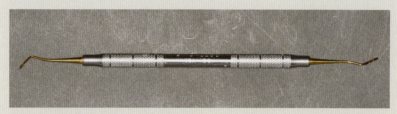

図3 歯肉縁下形成の際にバーで歯肉を傷つけないように，コスメデント充填器IPCT（マイクロテック）を使用している．先端が非常に薄いため歯肉溝内に挿入でき，先端を根面に当てたまま優しく歯肉を広げることで，歯肉を退縮させるような力をかけずに歯肉縁下形成を行うことができる

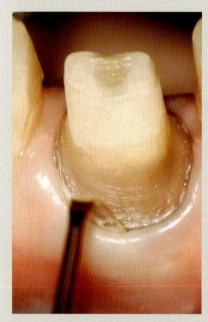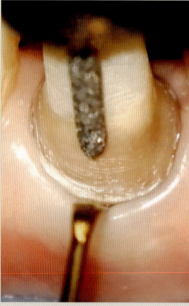

図4～7 ポケット内に充填器の挿入し（左），充填器の先端は根面に当てたまま，歯肉を優しく広げるように圧排する（右）．以前は先端の厚い充填器で歯肉を根尖側に無理に圧排していたため，歯肉にダメージを与え，形成完了時には内出血を起こし退縮することもあった

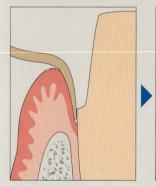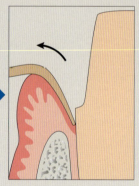

●樋口（惣）　バーで歯肉を傷つけたくないばかりに，充填器で歯肉を根尖側に強く押さえつけてしまっていたので，形成が終わった頃には歯肉が内出血で暗紫色を呈し，歯肉退縮を起こすこともありました．

●上田　それでどのようにして改善したのですか？

●樋口（惣）　歯肉の排除に充填器を使うのは同じですが，先端が薄いタイプの充填器で歯肉を排除するようにしました．先端が薄いため，歯肉溝内に挿入でき，先端を根面に当てたまま優しく歯肉を広げることで，歯肉を退縮させるような力をかけずに

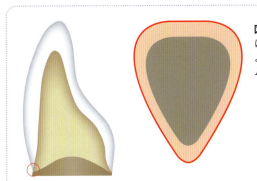

図c CAD/CAMによる修復物のマージン部の適合を向上させるためには,支台歯を水平方向からみたマージンだけではなく(左図○),このように垂直方向である歯冠側からみた根面のマージン(右図○)もスムーズでなければならないと考えている

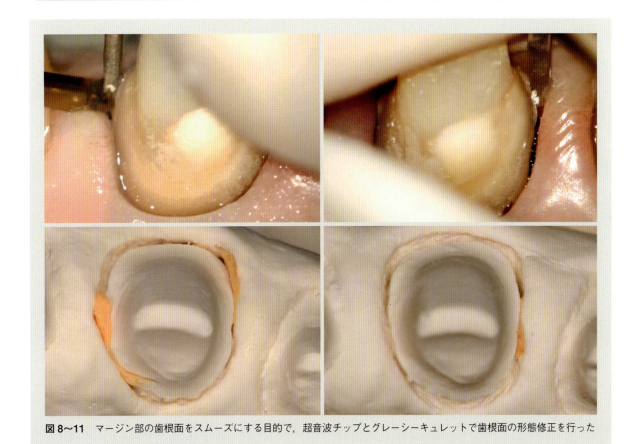

図8〜11 マージン部の歯根面をスムーズにする目的で,超音波チップとグレーシーキュレットで歯根面の形態修正を行った

動画でチェック!
1. 歯肉縁下形成

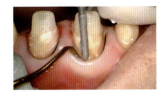

歯肉縁下形成を行うことができるようになりました(図3〜7.動画1).

●重田　先端が薄いので形成する際に邪魔にもならずによさそうですね.最近,マージンの形成に特化した超音波チップもあるようですが,樋口先生は使われますか?

●樋口(惣)　フィニッシングライン形成用の超音波チップは,形成中に歯肉に触れても出血しにくく,Jマージンの修正などには非常に有用だと思います.以前は私も使用していましたが,マイクロスコープで歯肉を排除しながら形成すれば歯肉を傷つけず,Jマージンになることもありませんので,現在は5倍速コントラとファインのバーの組み合わせに落ち着きました.

●重田　それはなぜですか?

●樋口(惣)　エアタービン,コントラ,5倍速コントラでは5倍速コントラが最も軸

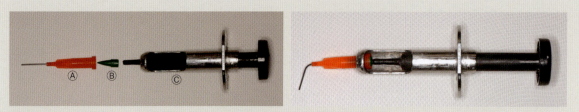

図12, 13 Ⓐ「アキュードースニードル20G（モリタ）」，Ⓑ「セントリックスC-Rシリンジノズル」，Ⓒ「コンポジットシリンジタイプ2（YDM）」を組み合わせて印象採得に用いるシリンジとする

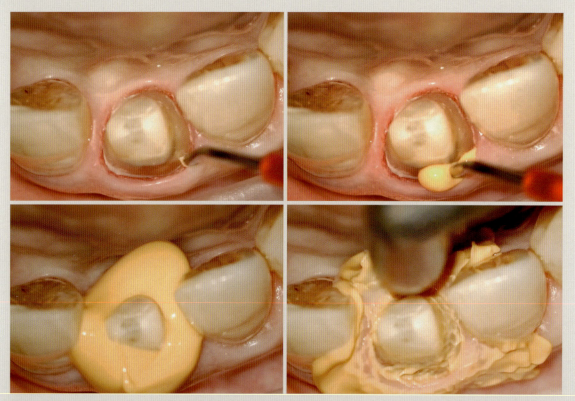

図14〜17 シリンジの先端を歯肉溝内に入れ，ゆっくりと印象材を流し込んでいく．シリンジの先端は一気に動かすのではなく，印象材が歯肉溝内から溢れてくるのを待ち，ゆっくりと歯根面に沿って動かしていく．弱いエアーを切端方向からかけて，支台歯表面を滑らせながら印象材を歯肉溝内に流していくと気泡が入りにくい

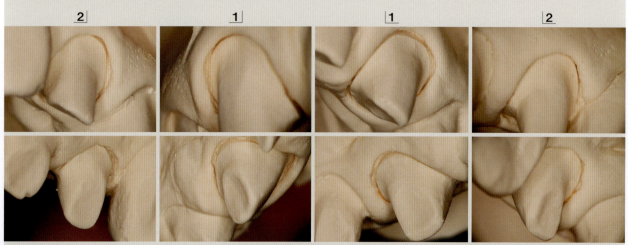

図18〜25 スムーズなフィニッシングライン，形成面が確認できる

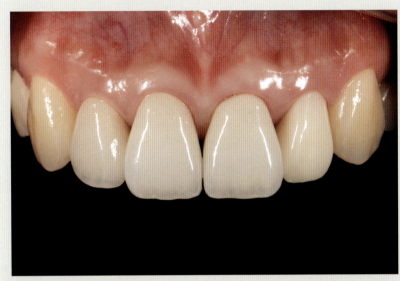
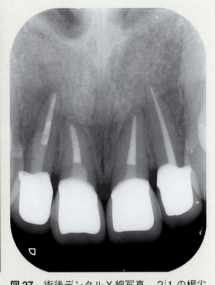

図26, 27　術後口腔内写真．2+2 をジルコニアセラミックスで修復した．術前に比べ，側切歯よりも中切歯を強調した歯冠形態とし，歯肉とも調和し自然感をもたせた

図27　術後デンタルX線写真．2|1 の根尖病変は治癒傾向にある

のブレがありませんでした．バーは基本的にはダイヤモンド付きのバーを使用しますが，ファインのバーで最後に仕上げるのが最も傷がつきにくかったため，そのような組み合わせになりました．

●**上田**　CAD/CAMによる修復物のマージン部の適合を向上させるためには，スムーズでシャープなフィニッシングラインが必要なのですね．

●**樋口（惣）**　はい．さらに付け加えさせていただきますと，スムーズでシャープなフィニッシングラインというのは，支台歯を水平方向からみた場合のことがよくいわれますが，垂直方向である歯冠側からみた歯根面のマージンも同様にスムーズでシャープなほうが適合は向上すると思います（**図c**）．

●**上田**　たしかにそうかもしれないですね．実際にどのようにして行うのですか？

●**樋口（惣）**　まず印象採得前のように歯肉圧排を行います．圧排糸を取った後，歯内療法用の超音波チップでおおまかに根面形態の修正を行います．その後，グレーシーキュレットを水平に用いて最終形成を行っていきます（**図8～11，動画2**）．

●**上田**　なかなか細かい作業ですね．支台歯形成のポイントをまとめていただきました．前歯部の修復処置では，いかに歯肉を退縮させずに最終補綴装置を装着できるかが重要になります．歯肉に優しく，適合を向上させるための支台歯形成はわかりました．しかし，支台歯形成の後の印象採得で歯肉退縮を起こしてしまうことが少なからずあります．その辺の対策はありますか？

●**樋口（惣）**　はい．印象採得で歯肉に過度なダメージを与えないためには，できるだけ1回で印象採得ができることが望ましいと思います．唇側はマージンが深いため，1回で正確な印象採得を行うことは難しいですが，シリコーン印象材を支台築造用の先端の細いシリンジに移し，シリンジの先端を歯肉溝内に入れ，ゆっくりと印象材を送り込むことで気泡の混入を防ぐことができ，深いマージンの印象採得もほとんど1

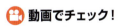
2. 根面形態修正
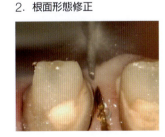

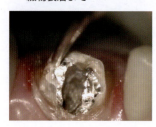

動画でチェック！
3. 旧補綴装置除去～補綴物装着まで

回で採ることができるようになりました（**図12～25**）．

●**上田** 印象採得を1回で確実にできれば，歯肉退縮の防止にもなりますし，なにより患者さんに優しいですね．

　マイクロスコープで拡大視野下に支台歯形成，印象採得を行うと精密な処置ができるだけではなく，歯肉，つまり患者さんに優しい処置ができるのですね．ただしマイクロスコープはあくまでも拡大してみることのできる道具にすぎません．マイクロスコープを使ったからといって精密な処置ができるわけではありません．以前からいわれている支台歯形成と印象採得の基本事項を念頭に置いたうえで，マイクロスコープを有効利用しましょう（**図26，27，動画3**）．

1章 マイクロスコープ 文献

1) 中山愛一．人の下顎大臼歯に於ける樋状歯根に就いて．口腔病会誌．1941；**15**：275-281．
2) Zare Jahromi M, Jafari Golestan F, Mashhadi Esmaeil M, et al. Root and canal morphology of mandibular second molar in an iranian population by clearing method. J Dent（Shiraz）. 2013；**14**（2）：78-81.
3) Neelakantan P, Subbarao C, Subbarao CV, Ravindranath M. Root and canal morphology of mandibular second molars in an Indian population. J Endod. 2010；**36**（8）：1319-1322.
4) Al-Qudah AA, Awawdeh LA. Root and canal morphology of mandibular first and second molar teeth in a Jordanian population. Int Endod J. 2009；**42**（9）：775-784.
5) Fan B, Cheung GS, Fan M, et al. C-shaped canal system in mandibular second molars: Part II—Radiographic features. J Endod. 2004 Dec；**30**（12）：904-908.
6) Haddad GY, Nehme WB, Ounsi HF. Diagnosis, classification, and frequency of C-shaped canals in mandibular second molars in the Lebanese population. J Endod. 1999；**25**（4）：268-271.
7) 榊　恭範．実力アップセミナー（5）はじめての根管治療／根管充填．補綴臨床．2005；**38**（1）：86-92．
8) 上田秀朗，木村英生，甲斐康晴，ほか．歯内療法に自信をもって取り組むために．補綴臨床．2007；**40**（1）：65-80．
9) 倉富　覚．ゼロから見直す根尖病変　診断・治療コンセプト編．医歯薬出版，2016．
10) Chai WL, Thong YL. Cross-sectional morphology and minimum canal wall widths in C-shaped roots of mandibular molars. J Endod. 2004；**30**（7）：509-512.
11) 木ノ本喜史．検証　効率的な感染根管治療のために―感染源はどこにある―．歯界展望．2011；**117**（5）：774-777．
12) 下川公一．歯科医院の発展とその心技体―失敗と成功の我が経験則―．グレードル，2016．
13) 下川公一，山内　厚．再生療法を行うには―基礎を学び，適応症を考える―．上田秀朗編．補綴臨床別冊／歯科臨床における再生療法．医歯薬出版，2006．
14) 立和名靖彦．いま，デンタルX線写真から得られるもの．日本歯科評論．2009；**795**：50-64．
15) 伊古野良一．日常臨床における根管治療への取り組み．日本歯科評論．2001；**710**：129-137．
16) Slowey RR. Root canal anatomy Road map to successful Endodontics. Dent Clin North Am. 1979；**23**（4）：555-573.
17) 石井　宏．世界基準の臨床歯内療法．医歯薬出版，2015．
18) 牛窪敏博，石井　宏，尾上正治，ほか．再根管治療を極める．クインテッセンス出版，2011．
19) Stephen C, Kenneth MH. Pathways of the Pulp 9th ed. Mosby, 2002；944-1010.
20) Ruddle CJ. Nonsurgical Retreatment. J Endod. 2004；**30**：827-845.
21) AAE Special Committee to Develop a Microscope Position Paper. AAE Position Statement. Use of microscopes and other magnification techniques. J Endod. 2012；**38**（8）：1153-1155.
22) Fuss Z, Trope M. Root perforations：classification and treatment choices based on prognostic factors. Endod Dent Traumatol. 1996；**12**（6）：255-264.
23) 木村英生．「下川エンド」20年の臨床　長期症例でみるエンド治療成功への道．医歯薬出版，2014．
24) 石井　宏．世界基準の臨床歯内療法．医歯薬出版，2015．
25) 石井　宏．根管内穿孔のマネジメント．歯界展望．2009；**114**（4）：704-711．
26) 甲斐康晴，松廷允資，松木良介．パーフォレーションへの対応．デンタルダイヤモンド．2018；**43**（3）：74-77．
27) 樋口克彦．コンポジットレジン修復を活用した天然歯保存への取り組み．日本歯科評論．2017；**77**（12）：91-102．
28) Kanemura N, Sano H, Tagami J. Tensile bond strength to and SEM evaluation of ground and intact enamel surfaces. J Dent. 1999；**27**（7）：523-530.
29) 田代浩史．コンポジットレジン修復の発想転換．医歯薬出版，2015．
30) 三橋　純．II級窩洞修復に対する Rubber Wedge Method．日本歯科評論．2015；**75**（7）：85-92．
31) 立和名靖彦．根尖病変の治癒の検証―10年以上経過120名252歯の検証．ザ・クインテッセンス．2008；**27**（11）：2357-2371．
32) 立和名靖彦．臨床で必要な歯内治療の科学的根拠と経験―根尖病変の治療成績からの考察．九州歯科学会雑誌．2014；**68**（2）：17-22．
33) 桑田正博，大村祐進．特集　天然歯の形態を考慮した補綴治療．歯界展望．2014；**124**（4）649-672．

34) 酒井和正. エンド・ペリオの診断力,そして総合力の向上へ 私の歯内療法の変遷. 日本歯科評論. 1998；**672**：151-160.
35) 甲斐康晴. 安全で手際の良い歯内療法のポイント ①歯内療法の目的とアピカルシートの位置. ザ・クインテッセンス. 2010；**28**（8）184-188.
36) 甲斐康晴, 松延允資, 松木良介. 歯髄診断. デンタルダイヤモンド. 2018；**43**：84-87.
37) 上野道生. 日常臨床におけるコンポジットレジン修復の位置付け. ザ・クインテッセンス. 1989；**8**(7)：34-37.
38) 重田幸司郎. 補綴前処置における歯肉ラインへの対応. ザ・クインテッセンス. 2003；**22**（12）：2803-2811.

2章 レーザー

① レーザー総論／津覇雄三
② 炭酸ガスレーザー／松延允資
③ Er：YAGレーザー／樋口琢善・津覇雄三
レーザー　文献

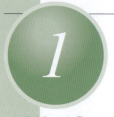

総論

● はじめに

われわれ北九州歯学研究会のメンバーは，日常の臨床が少しでもよいものになるよう，先人の経験や論文に日々アンテナを張り，自分たちなりに治療の効果を上げるために日々創意工夫し，研鑽を重ねている．

そのなかで，注目を集めている技術としてレーザー治療があり，よりよい治癒や患者の負担軽減などにつながる有効な手段と考えている．現在，さまざまな種類のレーザーがさまざまな用途で活用されており，その有効性は数多くの書籍や雑誌，論文などに示され，一部は保険診療においても導入されるなど，歯科臨床における使用頻度は確実に上がってきている．

● レーザーの医療への応用

医科領域においては1960年代にすでに網膜剝離やがん治療などへの応用が検討され，1968年に炭酸ガスレーザーが発明されるとレーザーメスとして普及していった．その後，創傷部位への治癒促進作用や鎮痛消炎効果が判明されると，低出力レーザーの臨床応用も試みられるようになった．

歯科領域でも1960年代以降硬組織の齲蝕除去と予防の研究から始まり，その後いろいろな種類のレーザーの開発・研究により，現在では外科治療だけでなく歯周病や齲蝕の治療にも広く臨床応用されている．

● レーザーの原理

レーザーとは光（電磁波）を増幅し，コヒーレント光（位相の揃った規則正しい波の光）を発生させるレーザー発振器を用いて人工的につくられる光である．原理としては，レーザー媒体に外側から光源を送ることにより，励起状態になり，原子が光を放出する．その光をミラーで挟み込み，反射させ往復させることによって光を増幅させ，一定レベルに達した状態で1方向から発振するというものである（**図1**）．

● レーザーの特徴

レーザーの特徴としては，指向性に優れ（方向が1方向であること），光がほとんど広がることなく真っ直ぐに進む．また，単色性（1つの波長の色であること）にも優れており，可干渉性が大きい（位相の揃った状態すなわち波長，タイミングが揃っている状態のことでコヒーレンスともいう）という特徴をもっている．

● レーザーの種類

レーザー媒体には固体，液体，気体とさまざまなものがあり，媒体によって波長が異なり，レーザーの性質も異なる（**図2**）．また生体組織の約7割は水分を含んでいるため，レーザーの水に対する吸収の程度の違いによっても組織への深達性が変わってくる．

よって，歯科用レーザーを水の吸収性の違いで分類すると組織内部まで届く組織透過型レーザーと，組織の表層のみに作用する組織表面吸収型レーザーに分けることができる．以下に主な歯科用レーザーを簡単に説明する．

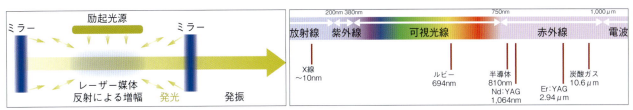

図1　レーザーの原理

図2　歯科で用いられるレーザーの波長

・組織透過型レーザー

1）半導体レーザー（ダイオードレーザー）

波長は655〜2,000 nm程度（発振物質によって波長域が異なる）．半導体レーザーは，低出力タイプと高出力タイプの2種類があり，低出力タイプは細胞の活性化を期待した粘膜や歯茎の腫れ，炎症，痛みなどの緩和を目的とした治療で使用される．高出力タイプは蒸散，凝固も可能である．一般に装置がコンパクトで比較的安価である．

2）Nd：YAG（ネオジムヤグ）レーザー

波長は1,064 nm程度．Er：YAGレーザーや炭酸ガスレーザー（後述）と比較して組織の内部にまで浸透しやすいため，止血効果が特に優れており，軟組織の切開・切除など外科手術に有効で，医療全般で広く使用されている．

・表面吸収型レーザー

1）炭酸ガスレーザー

波長は10,600 nm程度．熱凝固層は薄いが，単位面積当たりの熱エネルギーが他のレーザーより最も高いので止血効果が高い．主に歯肉切開や口腔内殺菌，凝血など軟組織用レーザーとして用いられている．わが国の歯科医院で最も多く普及しているタイプである．

2）Er：YAG（エルビウムヤグ）レーザー

波長は2,940 nm程度．水への吸収性が炭酸ガスレーザーの10倍，Nd：YAGレーザーと比べて15,000〜20,000倍と非常に高いため，水を含む生体組織によく吸収され，軟組織・硬組織の両者を蒸散できる．

レーザーの使い方

レーザーは，出力を変えることで幅広い使い方をすることができる．出力を変えることにより違った種類のレーザーを同じ用途に使用することも可能であるが，やはりそれぞれに得意，不得意がある．よって術者はレーザーに対する正しい知識を身につけなければならない．

本章では，より有効的なレーザーの使用を理解できるように，特に炭酸ガスレーザー，Er：YAGレーザーを用いた症例を提示し，解説していく．

2 炭酸ガスレーザー

■炭酸ガスレーザーを用いた症例

●**上田** レーザーにはさまざまな種類があり，現在は歯科におけるレーザー治療は広く普及してきています．レーザーはそれぞれの種類によって用途が違うと思いますが，炭酸ガスレーザーについてはとりわけ軟組織に有利だと感じています．松延先生，まず炭酸ガスレーザーの特徴を教えてください．

●**松延** 炭酸ガスレーザーの特徴として，まずレーザーの90％以上が水分に吸収されるため，他のレーザーと比較して侵襲は組織表層（約0.5 mm）にとどまります．これによって深部に到達することがありませんので，臨床においては安全に用いることができます．また，炭酸ガスレーザーの波長は10.6 μm となっており，遠赤外線領域にあります．そのため，遠赤外線効果により治癒の促進も期待されます．

●**木村** 炭酸ガスレーザーは比較的安全に使えるということですね．では，炭酸ガスレーザーは主にどのような治療に用いられるのでしょうか？

●**松延** 主に，歯肉切除や小帯切除，口腔前庭拡張術，インプラントの二次手術など軟組織を切除などに多く用いられます（**表1**）．また，軟組織・硬組織の治癒促進を図る目的で使用することもあります．

●**上田** 確かに炭酸ガスレーザーで切除すると出血は少なく，軟組織の治癒は早い実感はあります．

切除にレーザーを使用した症例をいくつか紹介してください．

●**松延** はい．1症例目は|7 遠心に歯肉縁下の齲蝕を認めたため，炭酸ガスレーザーを用いて歯肉切除をしました．出血が非常に少ないため，そのままCR修復が行えます（**図1～6**）．

2症例目は，小帯切除を行った症例です．上顎前歯部に対しフェルール確保のため全層弁による根尖側移動術を行ったところ，上唇小帯が高位に付着することとなりました．このままでは弁が引っ張られ創傷の安定が得られないと考えたため，炭酸ガスレーザーを用いて小帯切除術を行いました．炭酸ガスレーザーを用いることで，出血が少なく，術後疼痛も軽減することができると思います（**図7～13**）．

3症例目はインプラントの二次手術として使用したケースです（**図14～19**）．

●**木村** 確かに，出血は少ないですね．小帯切除ではレーザーで切るだけですか？

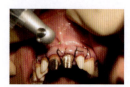
動画でチェック！
小帯切除

表1 炭酸ガスレーザーでできる治療
●**切除** 　歯肉切除術，小帯切除術，口腔前庭拡張術，インプラントの二次手術 ●**タンパク凝固・治療促進** 　口内炎/褥瘡性潰瘍，メラニン除去，軟組織/骨組織への応用 ●**炭化膜・凝固膜作成・治療促進** 　抜歯窩への応用，縫合部への応用，移植片供給側への応用

症例 1

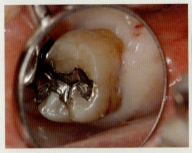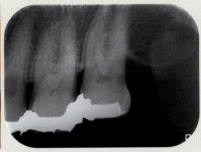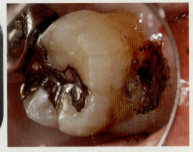

図1〜3 ⏋遠心歯肉縁下に齲蝕を認める．生物学幅径が侵されていないことを確認し，CW（Continuous Wave）2.0Wにて遠心歯肉を切除した．出血が非常に少ないことがわかる

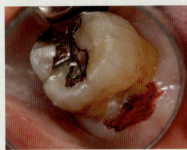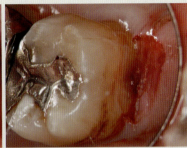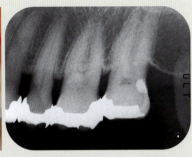

図4〜6 炭化層を除去後，CR修復を行った．図6は術後3.5年のデンタルX線写真である．緊密に充填され，経過は良好である

●**松延** 後戻りを防止するため，基底部の骨膜に切開を加えています．レーザーを用いても基本的な部分には変わりはないと思います．

●**上田** インプラントの二次手術でレーザーを使用していますが，インプラントに照射しても大丈夫なのでしょうか？

●**松延** はい，電気メスは危険だと思いますが，レーザーはインプラントに当たってもハレーションを起こすため，影響がないといわれています．ただし，高パワーで長時間当てるのは避けなければいけないと思います．

炭酸ガスレーザーを用いる際の基本的な考え方・注意点

●**上田** 炭酸ガスレーザーを使用する際の，基本的な考え方を教えてください．

●**松延** レーザーを組織に照射した場合，照射点から離れるほど光の密度は低くなり，レーザーアップルと呼ばれる，表層の炭化層から深部の活性化層まで温度の違いによる層ができるとされています．その層の違いにより，レーザー治療には，炭化層からタンパク変性層までの不可逆的反応を用いた高反応レベルレーザー治療（High reactive Level Laser Treatment：HLLT）と，活性化を促す低反応レベルレーザー治療（Low reactive Level Laser Treatment：LLLT）とがあります（**図a，表2**）．レーザーを使用する際には，HLLTとLLLTの違いを理解し，目的に合わせた照射の仕方を選択することが必要です．

●**上田** つまり，レーザーを用いて歯肉を切除することがHLLTで，治癒の促進を図

症例 2

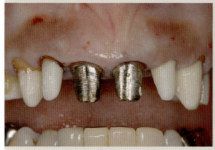
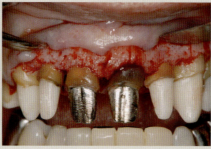
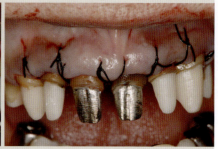

図7〜9 臨床的歯冠長延長術の術前，術中，術直後．全層弁による根尖側移動を行ったため小帯が高位に付着しているのがわかる

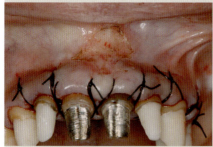
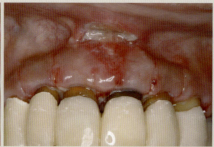

図10 2.0W，CWで切除を行った直後．出血がほとんどないことがわかる

図12,13 切除後1週間と切除後5年．後戻りもなく経過は良好である

症例 3

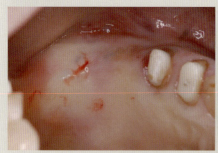
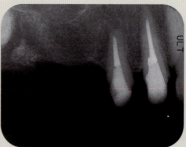
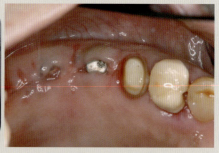

図14〜16 インプラント埋入直前と，埋入後2週経過時の様子

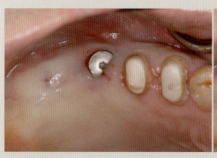
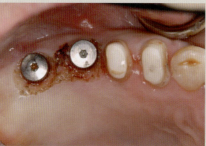
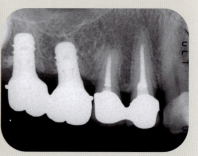

図17〜19 インプラント埋入後3カ月，レーザーを用いてパンチアウトを行った

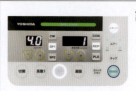

設定
使用機種：オペレーザー Lite PLUS（ヨシダ）
切開：2.0W CW CON　　　　　　　　蒸散2：4.0W SP1 REP1 エアー MAX
蒸散1：1.0W SP1 REP1 エアー1　　　凝固：1.0W CW CON
症例1〜3は切開モードで切除した

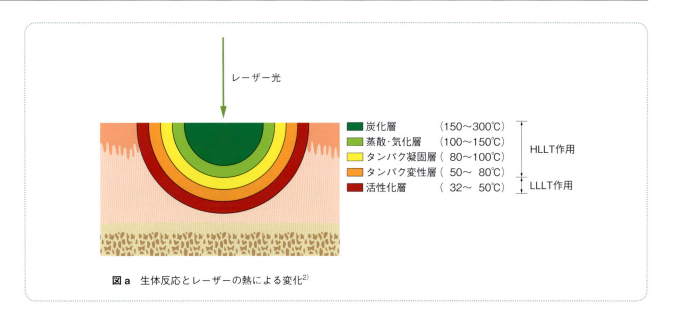

図a 生体反応とレーザーの熱による変化[2]

表2 レーザー照射による組織反応[4,5]

- High reactive Level Laser Treatment（HLLT：高反応レベルレーザー治療）
  細胞の生存閾値を超えた不可逆的な反応（光生物学的破壊反応）
- Low reactive Level Laser Treatment（LLLT：低反応レベルレーザー治療）
  細胞の生存閾値内での可逆的な反応（光生物学的活性化反応）

る場合がLLLTということですね．レーザーアップルという現象から考えると，HLLTとLLLTは別個に考えるのではなく，どの層を自分が使いたいのか考えて使用する必要がありそうですね．LLLT作用により治癒促進が図れることは，証明されているのですか？

●松延　炭酸ガスレーザーのLLLT作用により毛細血管や線維芽細胞の活性化が起こることが証明されていますし，骨の再生も促すとのデータもあります．メカニズムは不明な点がありますが，レーザーは，メカニカルフォースとヒートショックで，細胞を活性化させていると提唱する先生もおられます．

●上田　LLLT作用を効果的に用いることで，炭酸ガスレーザーの応用は今後も広がっていきそうですね．ありがとうございました．

3 Er:YAG レーザー

■ Er：YAG レーザーの特徴・種類

●上田　津覇先生，Er：YAG レーザーの特徴を説明してください．

●津覇　Er：YAG レーザーの最大の特徴として，水への吸収性が他のレーザーに比べて高いという点があげられます．つまり，水分が組織の多くを占める軟組織への照射では，周囲組織へのレーザー光の散乱が少ないということになります．そのため発熱が小さく，周囲組織に対する熱障害も極めて少なくなります．これによって治癒が早くなり，結果的に組織に優しいといえます（**図 a**）．

　また，水への吸収性がよいため硬組織では蒸散ができます（**図 b**）．象牙質はアパタイトの周りに水分子が結合していますが，Er：YAG レーザーはこの水分子のみを蒸散させてアパタイトを残すことになり，切削のような作用を起こすことができます．

■ Er：YAG レーザーを用いた歯周外科への対応

●上田　Er：YAG レーザーの臨床応用は現在，歯周病学分野で注目を浴びていますが，樋口琢善先生，Er：YAG レーザーの歯周外科への使用法について，症例を踏まえて説明してください．

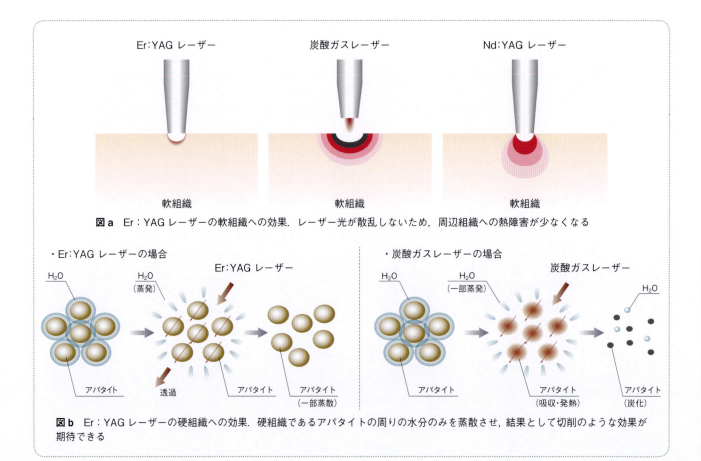

図 a　Er：YAG レーザーの軟組織への効果．レーザー光が散乱しないため，周辺組織への熱障害が少なくなる

図 b　Er：YAG レーザーの硬組織への効果．硬組織であるアパタイトの周りの水分のみを蒸散させ，結果として切削のような効果が期待できる

症例 1

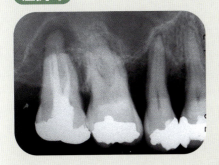 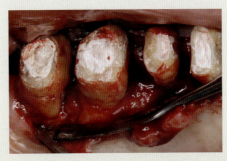

図1, 2　Er：YAGレーザーの歯周外科への応用．術前のデンタルX線写真と，歯肉弁剥離後の患部

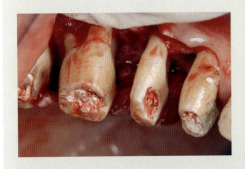 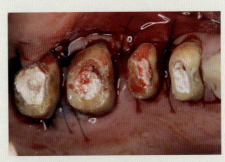

図3, 4　同部にEr：YAGレーザーを照射することにより，炎症性肉芽組織をきれいに除去することができた

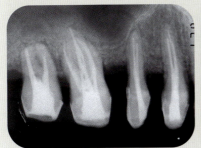 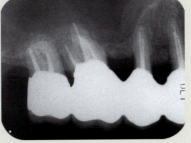

図5, 6　処置後の患部のデンタルX線写真

症例1　設定
使用機種：Erwin AdvErL Evo（モリタ）
照射条件：50 mJ，pulse-20 pps 注水
コンタクトチップ：C400F, C800F

表1　Er：YAGレーザーの歯周外科における利点

- 器具が届きにくい部位への炎症性肉芽組織の除去
- 歯根面照射におけるデブライドメントおよび殺菌効果
- 骨面照射における骨芽細胞の機能発現の促進
- 術野の殺菌，血液を満たす

●**樋口（琢）**　まず，レーザーは一般的に炎症性遺伝子の発現を抑制する炎症抑制作用と，再生や治癒を促進する細胞活性促進作用があります．また，Er：YAGレーザーを骨面に照射することにより骨芽細胞の新生骨形成を促進するという *in vitro* の研究もあります．また，Er：YAGレーザーは歯石除去や殺菌作用があるため，歯周外科において，骨面と歯根面の両方に有効であるといえます．こうした効果を期待して，私はEr：YAGレーザーを使用しています．

具体的に症例で説明します．まず切開，歯肉弁剝離を行った後に，骨欠損部の炎症性肉芽組織の除去するために手用スケーラーと併用しながらレーザーを使用します（**図1，2**）．その理由は，Er：YAGレーザーが軟組織の蒸散に優れている点と，手用スケーラーのような器具の届きにくい部位にもレーザーの細い光のほうが到達しやすいからです．とりわけ，不良肉芽搔爬については安全性，確実性，時間的にも優れていると感じています（**図3，4**）．

その際の歯根面に対しての照射を行うことにより，デブライドメントとともに殺菌効果も期待できます．さらに骨面への照射を行うことにより骨芽細胞の新生骨形成の機能発現を促進することができると考えています（**図5，6**）．また，炭酸ガスレーザーと異なり止血作用がありませんので，出血を阻害しないことが利点です．骨補塡材へ照射することにより，血液を満たすことができ，その際の殺菌効果も併せて期待できます．

そして，このような全体へのレーザー照射は従来の方法に比べて創傷治癒に関しても同等以上であることも論文で証明されていますので，非常に有効であると考えています（**表1**）．

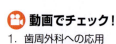
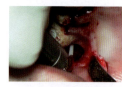

動画でチェック！
1. 歯周外科への応用

■ Er：YAGレーザーを用いた硬組織への対応

●**上田**　次に，津覇先生はEr：YAGレーザーを用いて齲蝕除去を行っていますが，その利点としては何があげられるでしょうか？

●**津覇**　Er：YAGレーザーは痛みや歯髄に影響が少ない出力で，回転切削器具に近い切削効果の蒸散作用を行うことができます．

Er：YAGレーザーの硬組織への使用の利点としては**表2**のような点があげられます．

■ Er：YAGレーザーを用いた歯髄温存処置

●**上田**　では，具体的にEr：YAGレーザーをどのように硬組織に対して使用していますか？

●**津覇**　当院ではAIPC（非侵襲性歯髄覆罩）を行い，一度に齲蝕を取り除くのではなく，何回かに分けて齲蝕除去し，できる限り露髄を回避したいと考えています．その際には残存歯質表面の殺菌作用を期待してEr：YAGレーザーを用いて齲蝕を除去しています．

●**上田**　具体的に症例を提示して，術式，注意点などを説明してください．

●**津覇**　症例を提示します．患者は16歳の男性で，6̄が物が挟まると痛い，とのこ

表2　Er：YAGレーザーの硬組織への使用の利点
●タービンのような音や振動がない
●比較的浅い慢性齲蝕に関しては麻酔をしなくても歯が削れる
●レーザー照射により齲窩が殺菌される

症例2

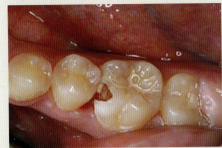
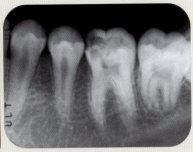

図7, 8 Er：YAGレーザーの歯髄温存処置への応用．術前の口腔内写真とデンタルX線写真

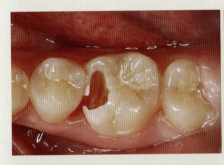
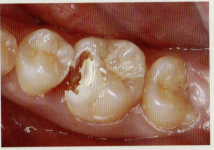

図9〜11 処置の様子．まずは感染歯質を除去し，HY剤で裏装し，仮充填を行った

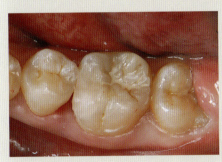

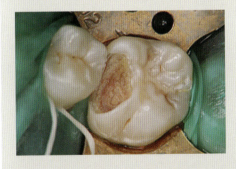

図12 2回目，Er：YAGレーザーにて齲蝕を可及的に除去し，殺菌効果も期待して全体的に一層照射した

症例2，3　設定
使用機種：Erwin AdvErL Evo（モリタ）
照射条件：80〜100 mJ, pulse-10 pps 注水
コンタクトチップ：PSM600T

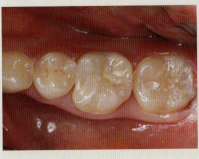
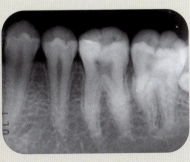

図13, 14 術後の口腔内写真とデンタルX線写真

症例3

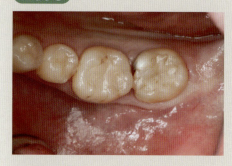
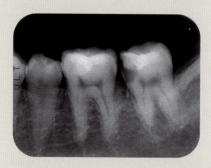

図15, 16 初診時の口腔内写真とデンタルX線写真

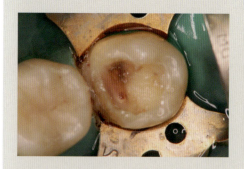
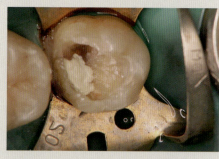

図17, 18 齲窩の除去中に露髄が見られたので, MTAセメントにて封鎖を行った

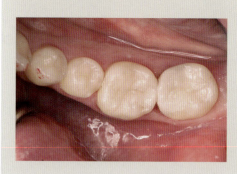
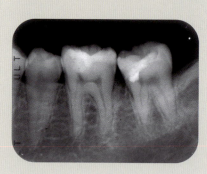

図19, 20 術後の口腔内写真とデンタルX線写真

とで来院された方です（**図7, 8**）．冷水痛がありましたが，温水痛，打診痛は特に認められませんでした．自発痛は特になく，電気歯髄診には反応がありましたので，できる限り歯髄を残したいと考え，AIPCを行いました．

術式を具体的に説明します．露髄を防ぐため，1回目にまず可及的に感染歯質を除去し，特に歯髄側の齲蝕にはHY剤を塗布しました（**図9～11**）．

●**甲斐**　なぜHY剤を使用しているのですか？

●**津覇**　HY剤とはタンニン・フッ化物合剤ですが，具体的にはハイ-ボンド テンポラリーセメントソフト（松風）を使用しています．その効果としては，抗菌性，再石灰化，再硬化などがあげられ，多くの報告で証明されております．

●**上田**　リエントリーの期間はどのくらいですか？

●**津覇**　本症例では10カ月後にリエントリーを行いましたが（**図12**），日本歯科保存学会のガイドラインでは3カ月～半年とあります．当院では来院のたびにデンタルX線写真を撮影し，リエントリーのタイミングを検討していますが，だいたい3カ月～1年以内にはリエントリーしています．また，できる限り完全に齲蝕を取り除くため

表3　Er:YAG レーザーの齲蝕除去における利点

浅い齲蝕	深い齲蝕
●嫌な音や振動がない	●器具が届きにくいエナメル象牙境の除去
●麻酔なしで削れる	●感染歯面の殺菌
	●露髄した際の歯髄の象牙質形成の活性化

に，3，4回リエントリーを行う場合もあります．今回の場合は2回目に齲蝕底部の硬化を確認しましたので，グラスアイオノマー強化型コンポジットレジンとコンポジットレジンのサンドウィッチテクニックで充填を行いました（**図13，14**）．

●**上田**　露髄した際の直接覆髄にもレーザーの使用はできますか？

●**津覇**　はい．露髄した場合のほうがむしろEr:YAG レーザーの効果があると思います．直接覆髄にレーザー照射を併用した場合，予後が効果的に改善された，という報告もいくつかありますので，レーザー照射は歯髄の象牙質形成にも効果があると考えられています．よって，私も露髄した場合にはレーザーで歯質の感染物質をよく除去するとともに，歯髄にも軽く照射を行い，止血を待ってからMTAセメントで封鎖を行っています．

●**甲斐**　津覇先生はAIPCと直接覆髄の使い分けをどのように考えて行っているのですか？

●**津覇**　歯髄保存を試みる際には，まずすべての症例においてHY剤によるAIPCを行います．最終充填に時間はかかりますが，少しでも再石灰化させてから齲蝕を取り除いた方が，露髄面が少なくて済むからです．しかし，齲蝕をできる限り完全に取り除きたいと考えると露髄してしまうケースもあります．よって露髄した際にはMTAセメントにて封鎖を行いますが，最小限にすることでより成功率が上がると考えています．症例3（**図15〜20**）も初回はAIPCを行い，6カ月後にリエントリーしたところ点状露髄がみられたため，MTAセメントにて直接覆髄を行いました．

●**上田**　齲窩の殺菌効果や歯髄の活性化を考えると，深い齲蝕に対してEr:YAGレーザーは十分利用価値があるといえますね（**表3**）．ミニマルインターベンション（MI）や歯髄保存の考え方が浸透している現在の治療法として，Er:YAGレーザーは大変有効であることがわかりました．

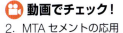

2. MTAセメントの応用

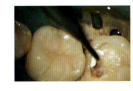

2章　レーザー　文献

1) Maiman TH. Stimulated optical radiation in ruby. Nature. 1960；**187**：493-494.
2) Hale GM, Querry MR. Optical Constants of Water in the 200-nm to 200-microm Wavelength Region. Appl Opt. 1973；**12**（3）：555-563.
3) Aoki A, Sasaki KM, Watanabe H, Ishikawa I. Lasers in nonsurgical periodontal therapy. Periodontol 2000. 2004；**36**：59-97.
4) 石川　烈編．Er：YAGレーザーの基礎と臨床．第一歯科出版，2011．
5) 皆川　仁．新版　やさしいレーザー治療　硬・軟組織およびインプラントへの応用．クインテッセンス出版，2006
6) 一般社団法人日本レーザー歯学会編．レーザー歯学の手引き．デンタルダイヤモンド社．2015．
7) 下野正基．歯の移動のメカニズム．日本歯科医師会雑誌．2007；**60**（4）：19-28．
8) 槙原正人，小園凱夫編．歯科臨床で生かす炭酸ガスレーザー．医学情報社．2006．
9) 井上　孝，下川公一．生体組織の再生能を最大に引き出すために—基礎を学ぶ大切さを井上孝教授に聞く—．補綴臨床．2007；**40**（3）282-294．
10) Ando Y, Aoki A, Watanabe H, Ishikawa I. Bactericidal effect of erbium YAG laser on periodontopathic bacteria. Lasers Surg Med. 1996；**19**（2）：190-200.
11) Akiyama F1, Aoki A, Miura-Uchiyama M, et al. In vitro studies of the ablation mechanism of periodontopathic bacteria and decontamination effect on periodontally diseased root surfaces by erbium：yttrium-aluminum-garnet laser. Lasers Med Sci. 2011；**26**（2）：193-204.
12) Taniguchi Y, Aoki A, Sakai K, et al. A Novel Surgical Procedure for Er：YAG Laser-Assisted Periodontal Regenerative Therapy：Case Series. Int J Periodontics Restorative Dent. 2016；**36**（4）：507-515.
13) 上野道生．覆髄処置の問題点と対策—インレーの適合を求めて—北九州歯学研究会の取り組み．補綴臨床．1992；**25**（4）：356-367．
14) 熊崎　護．Er：YAGレーザーを用いた窩洞形成．歯科ジャーナル．1994；**39**：297-304．
15) 猪越重久．感染象牙質の除去基準とコンポジットレジン充填の基礎と臨床，in：う蝕治療のミニマムインターベンション　象牙質—歯髄を守るために，吉山昌宏，桃井保子監修．クインテッセンス出版，2004．44-66．
16) Yasuno K, Onda K, Iwata N, et al. Study on the marginal seal of composite restorations to dental hard tissues irradiated by Er：YAG laser. Journal of Osaka Dental University. 2012；**46**（4）：165-181.
17) 下川公一．再生療法におけるCO2レーザーの有効性とその概念①〜⑤．補綴臨床．2006〜2007；**39**(3)〜**40**(1)．
18) 甲斐康晴，津覇雄三．歯髄保存．デンタルダイヤモンド．2017；**42**：58-61．

3章 CAD/CAM &マテリアル

1. CAD/CAM &マテリアル総論／山本真道・中野宏俊
   （コラム：マテリアルの違いによる接着についての考察／力丸哲哉）
2. 口腔内スキャナを用いた修復治療／桃園貴功
3. CAD/CAMによる前歯部・臼歯部修復症例／山本真道
4. CAD/CAMデンチャーを用いた全顎的治療／岩城秀明
5. バーチャル咬合器をCAD/CAMを用いた部分的・全顎的治療／筒井祐介

CAD/CAM &マテリアル　文献

総論

● 歯科用 CAD/CAM システムとは

一般工業界，特に自動車産業においては，生産加工技術が発達したことで，CAD/CAM（Computer-Aided Design/Computer-Aided Manufacture：コンピュータ支援による設計，加工技術）がさまざまな形で用いられ，大量生産やコストの削減に貢献している．

近年の歯科界，特に歯科技工の分野において，歯科技工士の離職・人手不足問題や，歯科用貴金属価格の高騰などが問題となってきている．また一方では，患者の審美性に対する要求が高くなっていくなかで FMC などの金属色はデメリットになり，歯冠色材料を用いた修復方法が広く普及するようになってきた．

このような歯科界の現状の問題点を解決するためにも，コンピュータを用いた高度な技術が統合されて「歯科用 CAD/CAM システム」が実用化されるようになった．

● 歯科用 CAD/CAM システムの構成要素

歯科用 CAD/CAM システムは4つの構成要素からなる．

①スキャナー：印象面や作業模型または口腔内の歯の3次元的なデータとして読み込んで計測をする装置をいう．
②CAD ソフト：補綴装置を設計して最終的にコンピュータ内で構築するシステムをいう．
③CAM ソフト：設計された補綴装置をコンピュータを用いて製作を支援し，加工装置を動作させるためのプログラムを行う．
④加工装置：ミリングによって成形加工を行う装置．

● 歯科用 CAD/CAM システムの普及

歯科用 CAD/CAM システムは，1980年代以後，世界的に開発が進められてきたが，日本ではその普及が遅れていたといわれている．

その背景として CAD/CAM システムを用いて製作された補綴装置の適合性があげられる．インレーなどの窩洞や支台歯の面を転写する従来からのワックスアップ後に行う鋳造修復と比較して，点の集合として表す CAD/CAM システムでは，歯科医師，歯科技工士が納得するような補綴装置の適合が得られなかったためだと考えられている．

しかし近年，CAD/CAM システムに関するハード面とソフト面の技術進歩が著しく，臨床でも十分に満足のいく成果が得られるようになってきたため，急速に普及してきた．

● 歯科用 CAD/CAM システムのメリットと注意点

この CAD/CAM システムのメリットとして，経済性や効率化の向上，従来から加工が困難であったチタンやジルコニアの切削加工が可能になってきたことがあげられる．

しかしその一方で，スキャナが読み込みやすい支台歯形成を心がけ，読み込まれたデータに対し画面上でマージンの微調整を必ず行うなど，基本的な手技の徹底が仕上

3章 CAD/CAM＆マテリアル

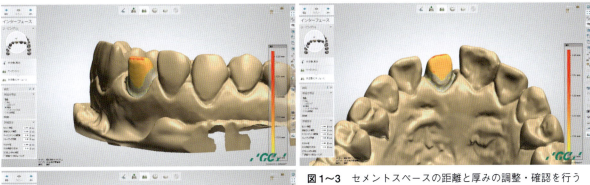

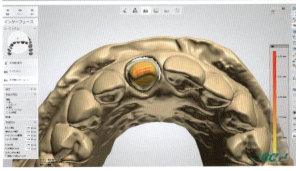

図1〜3　セメントスペースの距離と厚みの調整・確認を行う

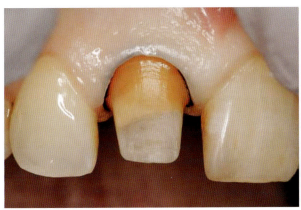
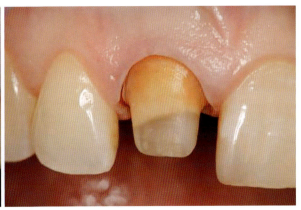

図4, 5　従来の鋳造法に対する形成（図4）に対して，CAD/CAM冠（図5）では切縁や隅角をなだらかに丸めた形成を行う

がりを大きく左右することを忘れないようにしたい（**図1〜5**）．

いずれは，「口腔内スキャナ」と「CAD/CAM」の組み合わせにより，「支台歯形成から補綴装置装着まで作業模型が存在しない」という，補綴装置製作の新たな段階に入り，これまで以上に高品質・高精度な補綴装置が安定的に供給されることが可能になると思われる．

● ジルコニアの考え方

ジルコニアによる補綴装置の適合精度は，支台歯形成だけでなく，スキャナやデザイン，加工，焼成など，操作および機器上の要因が大きく関与する．また，ジルコニアは切削後に焼成することで焼成収縮が20％近く生じるため，焼成時の操作・条件が適合性に与える影響は極めて大きい（**図6〜9**）．

ジルコニアは歯科導入当初，強度が優先され，色調は重要視されていなかった．用途としては主に金属製フレームの代わりとして，ジルコニア製フレームの上に陶材を

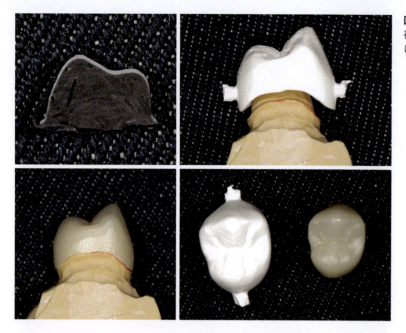

図6〜9 ジルコニアは半焼成の状態で加工し，焼成後，20％の収縮をして完成する．焼成後の適合精度はシリコーンを用いて計測しても問題ないと考える

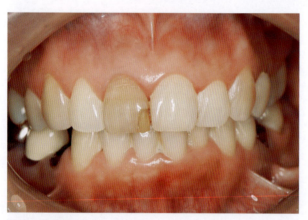

図10 治療前

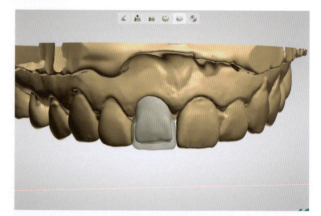

図11 CAD/CAMの画面上での治療計画

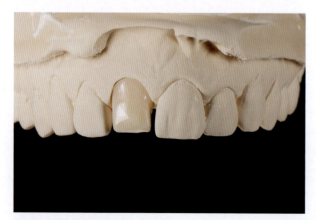

図12 模型上で試適する

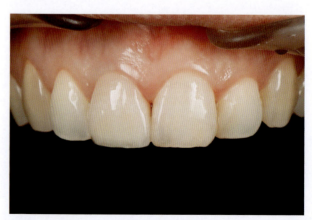

図13 治療後

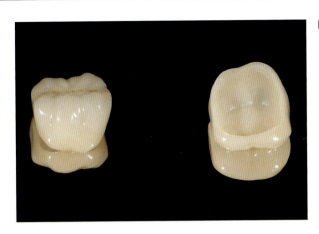

図14　積層型モノリシックフルジルコニア冠

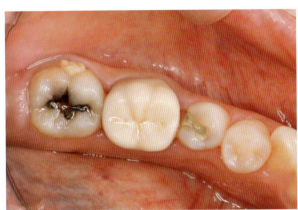 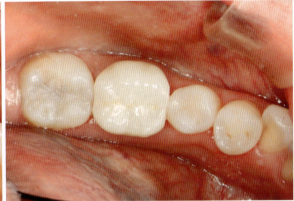

図15, 16　旧来型モノリシックフルジルコニア冠による治療前後

　前装するのが前提であった．この目的のために高強度・高靱性のジルコニアが適用され，透過性が低いために長石系陶材で前装レアリングされてきた（**図10〜13**）．その後，強度よりも透光性が求められるようになり，高透光性のジルコニアが開発され，陶材を前装しないモノリシックジルコニア冠が可能となった．

　さらには，積層型ジルコニアディスクが各社より販売され，審美性の高いモノリシックフルジルコニア冠がCAD/CAMによって切削・焼成するだけで容易に製作可能となり，連続した複数歯であれば前歯部にもモノリシック冠が適用されるようになってきている（**図14〜16**）．今後はさらに高速焼成への対応もなされ，審美性と化学的安定性の高い補綴装置が容易に短時間で製作可能になっていくであろう．

　また，補綴材料の進化に伴い，接着材料も進化している．補綴治療の長期的安定・成功には，補綴治療の術式や補綴材料の選択だけでなく，接着材料の正しい選択や術式も大きな要素となる．

Column マテリアルの違いによる接着についての考察

歯科材料は日々目覚ましく進化している．審美性の高い修復に際しては二ケイ酸リチウム含有セラミックス（以下，e.max），ジルコニア，CAD/CAM レジン冠など，さまざまな選択肢があり，自身の目指す治療に最適な接着システムを整理しておくことは臨床家にとってとても大切なことと考える．

以下，e.max，ジルコニア，CAD/CAM レジン冠の接着について考察を進める．

■シリカ系ガラスセラミックス（二ケイ酸リチウム含有セラミックス［e.max］）の接着について

e.max への前処理として，わが国ではリン酸処理が行われているが，海外ではフッ酸＋シラン処理が一般的に行われている．

フッ酸の目的は，被着面積の増大による機械的嵌合力と，ぬれ性の向上（活性化）にある．フッ酸は皮膚に触れると非常に危険な薬品であるので，日本の歯科医院ではあまり使用されていない．その代わりにリン酸処理が勧められている．e.max 内面に 1〜2 気圧でアルミナサンドブラスト処理を行い，水洗，乾燥させた後，内面にリン酸を塗布し，5 秒間放置後，水洗，乾燥させる．リン酸を内面に接触させることで，表面を活性化状態にし，化学的な接着に適した面にすることができる．最後にシランカップリング剤をセラミックス内面に塗布し，5 秒間放置後，弱圧のエアーで確実に乾燥させるが，シランカップリング剤は高温になると活性が高まるので，温風などを用いて加熱すると効果的である．

なお，e.max 内面にアルミナサンドブラスト処理を行うことについては，チッピングのリスクもあるので使用の有無は今なお議論されているところであることを注意したい．

フッ酸とリン酸の処理を比較すると，フッ酸では唾液とオイル両方を除去できるが，リン酸だと唾液のみしか除去できないということが問題点となる．しかし，前述のようにフッ酸の使用に関しては，安全性への不安が残る．そこで最近，モノボンドエッチアンドプライムという材料が出現してきたことに注目したい．モノボンドエッチアンドプライムとは，ガラスセラミックス用セルフエッチングプライマーで，ワンステップでエッチングとプライミングができる 1 液性プライマーである．また，同時に接着面に付着した汚染物をクリーニングすることもできる．

使用手順としては，e.max を試適後に，被着材にモノボンドエッチアンドプライムを 20 秒間塗り続け，その後 40 秒間放置した後，水洗するだけとされている．最後に，ブラシなどで十分に清掃した支台歯に e.max をセメントで接着させる（**図 1①**）．

■非シリカ系セラミックス（ジルコニア）の接着について

ジルコニアの調整はダイヤモンドファインのバーで行い，研磨はダイヤモンドペーストを付けたロビンソンブラシで行う．ジルコニアの接着には 10-MDP（セラミックプライマープラス）が有効である．また，ガラス成分がないのでフッ酸は効かないし，シリカがないのでシランカップリング剤が無効である．

アルミナサンドブラストは必ず使用したい．院外歯科技工所での実施も可能であるが，汚染の除去を考えると，試適後のセット直前が理想的になる（2.5〜3 気圧が推奨）．また，唾液による汚染除去はリン酸では不可能であることが e.max と決定的に違うところであ

> ①シリカ系ガラスセラミックスの場合→モノボンドエッチアンドプライム
> ②ジルコニアの場合→サンドブラスト＋セラミックプライマープラス
> ③CAD/CAMレジン冠の場合→サンドブラスト＋セラミックプライマープラス

図1 マテリアルによる接着方法の違い

る．ジルコニアに対してのリン酸処理は無意味で，むしろ阻害剤として働き接着能力を下げることになる点に注意したい（**図1②**）．

①サンドブラストが院内にない場合

非シリカ系セラミックスではサンドブラスト処理は必須であるので，2気圧で50 μmのアルミナサンドブラスト処理をしてもらうことが必要になる．また，イボクリーン以外に唾液の汚染をとる方法はないので，試適後にイボクリーンで20秒洗浄して，水洗乾燥後，セラミックプライマープラスなど（10-MDP配合プライマー）を塗布して，清掃した支台歯にセメントで接着させる．

②サンドブラストが院内にある場合

ジルコニアを試適し，10-MDP配合プライマーを塗る直前にサンドブラスト処理を行う（2.5～3気圧が推奨）．すると，フッ酸のように表面が1層なくなり，唾液のタンパク質残留の心配もなく，信頼度の高い接着が可能になる．その後，水洗乾燥後，セラミックプライマープラスなど（10-MDP配合プライマー）を塗布して，清掃した支台歯にセメントで接着させる．

■ CAD/CAMレジン冠の接着手順

CAD/CAMレジン冠は，シリカ系の表面のフィラーとレジンで構成されている．製品によってばらつきはあるものの，フィラーが非常に高い割合で含有されており，フィラーへの確実な接着が非常に重要になる．

従来の硬質レジンジャケット冠に比べて物性がかなり向上したとはいえ，脆性材料であることには変わりなく，装着の際には接着性レジンセメントの使用が必須であり，破折と脱離の危険性を少しでも軽減することが口腔内での耐久性には重要である．

まず前処理として，アルミナサンドブラスト処理（2気圧）は必須になる．アルミナサンドブラスト処理を行うタイミングは，汚染除去やシラン処理の有効性を考えると，試適後に咬合調整と最終研磨が終了した接着操作直前が理想的と考えられる．さらに，被着面を清掃し，リン酸エッチング剤を擦るように塗布して，十分に水洗乾燥する．エッチング剤を使用する場合は増粘剤が残留しないように十分に水洗乾燥を行いたい．

CAD/CAMレジン冠に対してはシリカがなくなってしまうため，フッ酸は絶対禁忌である．フィラー成分と接着性レジンセメントの化学的な接着のためにセラミックプライマープラスを塗布し，シランカップリング処理を行い，よく乾燥させる．最後に，ブラシなどで十分に清掃した支台歯にCAD/CAMレジン冠をセメントで接着させる．脱離，破折防止にはプライマー型接着性レジンセメントが推奨される（**図1③**）．

2　口腔内スキャナを用いた修復治療

●**上田**　近年，口腔内スキャナを用いた修復処置が注目されています．そこで，すでにこうした機材を使用されている桃園先生に口腔内スキャナの状況について，解説をお願いします．

●**桃園**　口腔内スキャナは，CT や CAD/CAM などのデジタルデンティストリーには欠かせない存在になってきました．新しい技術と思われていますが，歴史は意外と古く，1987 年にドイツの歯科メーカーが最初に発表しており，それから実に 30 年が経過しています．数年前まで日本では 1 社だけだったのも，現時点（2017 年 12 月）では 7 社まで増えて，選択肢の幅が広がっています．

　また，精度に関しても開発当初より飛躍的な進歩を遂げています．特にここ数年の進歩が目覚ましく，従来からの印象採得と比較して同等，もしくはそれ以上の精度を示した論文が複数みられることから[5〜7]，臨床的には十分な精度が得られていると考えています．

●**上田**　それでは，症例を提示してください．

●**桃園**　はい．患者さんは 54 歳の女性です．下顎右側の冷水痛を主訴に来院されました．初診時の口腔内写真と X 線写真の診査により，既存の修復物であるアマルガム周囲の二次齲蝕と，咬合面裂溝および近心隣接面に齲蝕を認めました．患者さんとのコンサルテーションの結果，セラミックスによるインレー修復処置を行うことになりました（**図 1〜3**）．

●**酒井**　この症例で，CR 修復ではなくセラミックス修復を選択した理由はなぜでしょうか？

●**桃園**　当初は CR 修復も視野に入れて齲蝕治療を始めました．齲蝕の取り残しがないよう，齲蝕検知液は必ず使用しています．アマルガム充填を除去した際に齲蝕がエナメル象牙境付近に広がっており，窩洞を拡大せざるをえなかった状況でありました．また，隣接面にも齲蝕が広がっており，辺縁隆線を十分に温存できませんでした．近年，CR の物性向上と接着歯学の進歩により，このようなケースの場合に CR 修復を選択することが増えてきましたが，臼歯の隣接面における辺縁隆線の喪失が 1/3 を超えると，コンタクトの適切な回復が難しく，本症例ではセラミックス修復を選択しました．

●**上田**　この症例では口腔内スキャナを用いた CAD/CAM によるインレー修復を行っていますが，通常のセラミックインレー修復と比べて考慮する点はありますか？

●**桃園**　CAD/CAM で製作する際はミリングマシーンでセラミックスブロックを削り出して製作しますので，窩洞形態に注意が必要です．

　CAD/CAM に適した窩洞形成を行うためには，まず，ミリングマシーンのバーの直径を考慮して形成することがあげられます．ミリングマシーンのバーはメーカーにより差はあるのですが，約 1 mm が主流なので，それより細い窩洞外形を与えずに，鋭角な部分をつくらず，複雑な窩洞形態を付与しないことにより適合性が向上するとい

症例

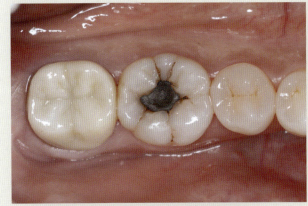
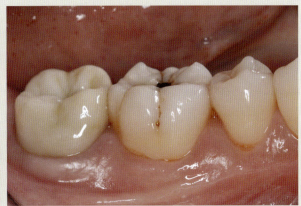
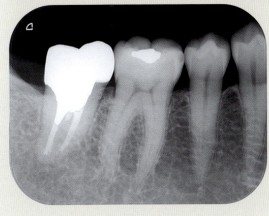

図1～3　初診時の口腔内写真とデンタルX線写真．6̄|咬合面のアマルガム修復周囲に二次齲蝕，咬合面裂溝と頬側面裂溝に齲蝕が認められ，また，デンタルX線写真により近心隣接面にも齲蝕が確認できる

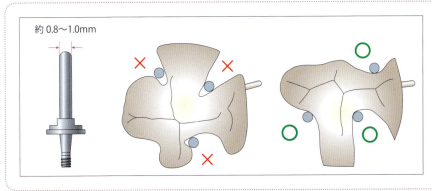

図a　CAD/CAMを用いた修復処置での注意点．ミリングマシーンのバーの直径を考慮し，それ以下の細い窩洞形態を付与すると削合できず適合不良になるか，もしくはミリング中にチップして欠けてしまう．適合性向上のためには，鋭角な部分をつくらず極力シンプルな窩洞形態を付与する必要がある[8]

われています（**図a**）[8]．具体的には1.5mm以上の幅を確保できない場合，ミリング中に欠ける恐れがありますので，窩洞のダウンサイジングなどの対応が必要となります．

また，破折防止のためには，中心窩で1.5mm以上，対合歯間では2mm以上のクリアランスが理想といわれています（**図b**）[9]．辺縁部の厚みが薄くなる場合もミリング中にチップして欠けてしまい，適合不良を招くので，薄いマージン部をつくらずに形成することも必要になってきます（**図4～6**）．

●**酒井**　窩洞のダウンサイジングとはどのようなことですか？

●**桃園**　適合のよいCAD/CAMインレーを製作するためには，複雑な窩洞形態を付与せず，単純な形態を付与するのが理想なのですが，その際に必要以上に歯質を削合

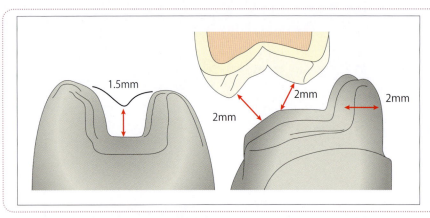

図b セラミックス修復物の破折防止のために必要なクリアランスは，中心窩で1.5 mm以上，対合歯間では2 mm以上が理想である．ジルコニアなどの高強度セラミックスを用いる場合は，これより浅めの窩洞でも十分に思える[9]

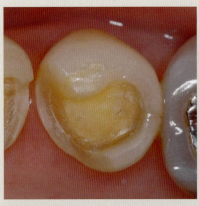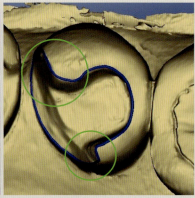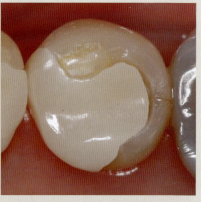

図4〜6 セラミックス辺縁部の厚みを十分に確保できる窩洞形態を付与しなければ，ミリング中にチップして適合不良を招く（図7 ○印部分）．薄いマージン部をつくらない形成が必要になるため，隣接面の形成はスライスカットではなくフレアーにすることが求められる

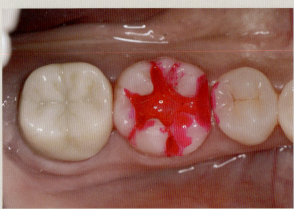

図7〜9 齲蝕の取り残しがないよう，齲蝕検知液は必ず使用している．齲蝕除去後，CAD/CAMに適した窩洞形態にするために，咬合接触点を咬合紙で確認し，機能咬合面以外の細い窩洞部分はCRで充填を行う（矢印部分）．窩洞の細い部分をCRで充填することにより，窩洞形態をダウンサイジングでき，CAD/CAMに適するシンプルな形態に移行できるようになる

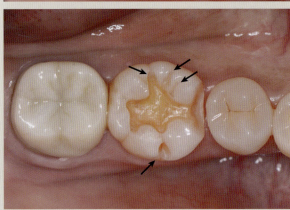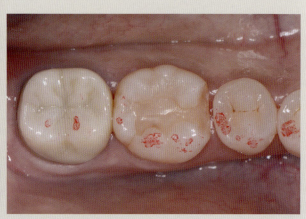

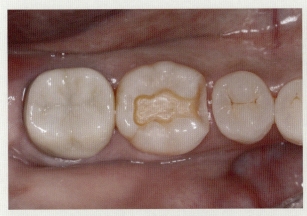 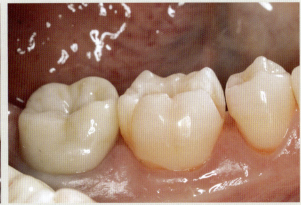

図10, 11 窩洞形成終了時．適合性を高めるため，極力シンプルな窩洞形態を与えた

表1　光学印象採得の利点・欠点

●利点	●欠点
・印象材，模型材の扱いによる寸法変化がない	・開口量の少ない患者には使用が困難
・従来の印象採得より短時間に行える	・スキャナ操作（手ぶれ），パウダーの厚み・濃淡が精度に影響する
・唾液や血液に触れずに行えるので，感染リスクが低い	・隣接面の深い位置が撮影困難
・リアルタイムで撮影画像の確認ができる	・歯肉縁下マージンの撮影が困難もしくは不可能
・印象がデータ化されるため，管理が簡略	
・嘔吐反射が強い患者に有効	

せずに歯質を温存するために行う考え方です．この症例もそうなのですが，窩洞の幅が1.5 mm以下で深さも浅い部分では，咬合支持の部位でなければコンポジットレジンで充填し，窩洞の単純化を図り，CAD/CAMに適した窩洞形態に整えることで適合性が向上しますので，窩洞のダウンサイジングを行いました（図7〜9）．

●上田　わかりました．形成終了後（図10, 11），口腔内スキャナを使用し，光学印象採得を行っていますが，注意点などを教えてください．

●桃園　はい．口腔内スキャナの利点・欠点を表にまとめてみました（表1）．この患者さんは，開口量も問題なくスムーズに印象採得が行えましたが，印象時に一番苦慮することは，唾液分泌量の多い場合や，患者さんの口腔に対してスキャナのサイズが大きい場合であると感じています．スキャナは外国製ですので，日本人の口腔内ではやや大きく感じます．極端に開口量の少ない人には使用できない場合もあります．ただ，日々進歩を遂げている分野ですので，改良が進んでいくと思います．

　また，歯肉縁下マージンでの印象採得は現時点では困難であり，私は行っていません．歯肉縁上マージンであっても隣接面の形態におけるアンダーカットが深い場合など，正確な印象採得が困難な場合もあり，角度を変えながら撮影しています．

●酒井　では，主にどのようなケースで口腔内スキャナを使用しているのですか？

●桃園　現時点で口腔内スキャナは歯肉縁上マージンのケースで有効であると感じています．私は，主にインレー修復，および歯肉縁上マージンでのクラウンの際に使用しています．歯肉縁下マージンでの印象採得も試みたのですが，印象面でのマージン

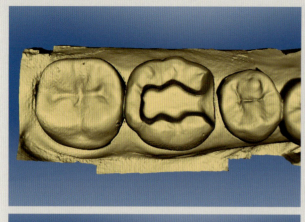
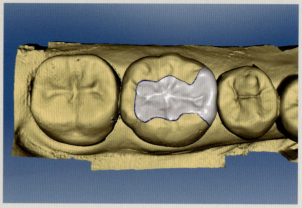
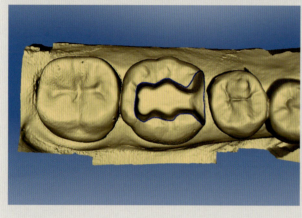

図12〜14 CADによる設計操作．CADのソフトウェア上での操作は，歯科技工の領域ではあるが，セレックシステムでは，歯科医師でも設計操作しやすいような仕様になっている．マージンラインは，ラインが明瞭である場合，ほぼ自動で引くことができるが，微調整は必ず必要となる．このマージンラインの設定位置の差で，適合精度に大きく影響が出る．CAD上で正確なマージンラインを引くためには，より明確なフィニッシュラインが求められるが，それとは別に石膏模型と違い画面上で操作するので融通がきかず，その勘所を術者が会得する必要がある

ラインが不鮮明で適合性が得られませんでしたので，現在は行っていません．この点も今後の改良に期待しています．

●上田　印象採得後は，CADソフト上で設計し，ミリングしてセラミックインレーを製作していますね（**図12〜14**）．ここからは歯科技工の領域になるのですが，適合性向上のために考慮していることはありますか？

●桃園　私が使用しているシステムはチェアサイド型CAD/CAMなので，医院内での製作が可能であり，私自身が製作しています．気をつけていることは，マージンラインの設定位置とパラメータと呼ばれるCADソフト上での設定値の調整です．マージンラインの設定は，石膏模型と違い画面上で操作しますので，その勘所を会得するまでは，適合不良な結果になっていました．また，パラメータの数値にも修復物の適合性が大きく左右されますので，注意が必要です．

●上田　このケースを通して先生のCAD/CAMインレーへの考察を教えてください．

●桃園　はい．CAD/CAMで製作する修復物は，従来からの方法での修復物との比較を余儀なくされます．いくつかの論文[5〜7]にも示されているように，臨床上の適合精度は十分であると感じています．ただし，CAD/CAM修復は形成デザイン，マージンの設定位置，パラメータの設定により適合性に大きく影響が出てしまいます．そのため，歯科医師，歯科技工士双方がCAD/CAMに精通する必要があると考えています．また，口腔内スキャナにおいても，メーカーにより差はあると思うのですが，正確な印象採得が短時間で行えますので，臨床で利用する価値は十分にあると思います（**図**

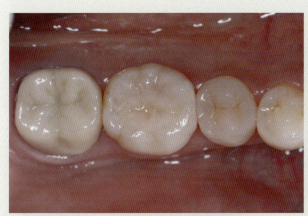
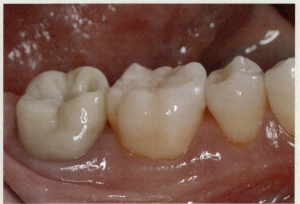
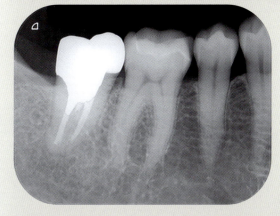

図15〜17 口腔内に装着したCAD/CAMセラミックインレー．適合性は良好である．このケースでのマテリアルは，長石系セラミックスブロックを使用した．大臼歯部においても咬頭被覆をしないケースでクリアランスが十分に確保できていれば，長石系セラミックスブロックでも破折も起きず使用できている

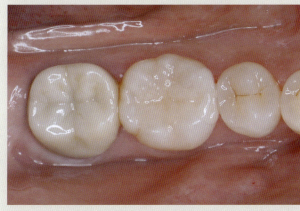
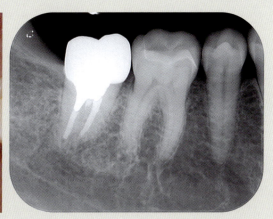

図18, 19 装着後2年経過時．まだ経過は短いが，良好な状態を保っている

15〜19）．

●**上田** 口腔内スキャナや，CAD/CAMを用いる際には，その機器の特性を十分に理解し，使いこなすことが重要なのですね．よい結果を得るために，基本に忠実な手技を行うことは，新しい技術でも常に必要であるということです．ありがとうございました．

③ CAD/CAMによる前歯部・臼歯部修復症例

■1：前歯部審美障害に対してCAD/CAMで対応した症例

●**山本** 患者さんは33歳男性です．上顎前歯部の審美障害と根尖付近の違和感を主訴に来院されました．初診時の所見として，根尖相当部に透過像が認められ，1̱の生活反応は（－），2̱は生活反応は（＋）でした．打診痛，根尖付近の圧痛も認められました（**図1，2**）．1̱は慢性根尖性歯周組織炎と診断しました．感染根管治療を行い，水酸化カルシウム製剤を填入して経過観察をしていましたが，根尖相当部の圧痛など改善傾向になかったため歯根端切除術で対応しました．3カ月ほど経過観察を行い，根尖相当部の疼痛の消失や透過像の消退傾向を認めたため，補綴修復処置へと移行しました．補綴装置は1本のみの単独補綴ということもあり，より審美性が得られるよう，CAD/CAMで対応しました．

●**小松** まずCAD/CAMについて少し説明してください．

●**山本** 以前のCAD/CAMで製作された補綴装置は適合性に問題がありました．支台歯の「面」を転写するロストワックス法に比べて，形を点の集合として表すCAD/CAMシステムでは，ロストワックス法で得られたようなフィット感が得られませんでした．しかし，近年のCAD/CAMに関するソフトとハードの進歩が著しく，マージンなどの適合も向上していると思います．

●**上田** 山本先生がCAD/CAM冠を用いる際，金属の鋳造冠と比較して支台歯形成時に注意していることはなんでしょうか？

●**山本** 私はいつも適合のよい補綴装置を製作したいと考えています．

石膏模型をスキャンしますので，正確な模型が必要です．そのほかに，角張ったところがなく丸めてなめらかに形成します．一般的なCAD/CAMでの支台歯形成の基本的事項として，マテリアルにもよりますが，咬合面のクリアランス，軸面の厚み，マージン部の確保に注意しています（**図a**）[9]．

●**上田** 日常臨床での支台歯形成は，どのようなバーを使用しているのですか？

●**山本** 私が形成で使用するバーは，故筒井昌秀先生が考案されたTMダイヤモンドバーのNo.5ミディアムシャンファーバー（ハーマンズ）を35万回転に設定して使用しています（**図b**）．このバーは非常に切れ味がよく，鮮明な形成ラインが出やすいと考えています．また，適合精度に不利な形成として**図c**[10]のような形態があげられますので注意が必要です．

●**小松** やはり適切なバーの選択は大切ですね．

●**上田** ところで，正確な模型ができないとスキャンできないことはわかりましたが，境界明瞭なマージンが再現された模型を製作するために，山本先生はどのようにされていますか．

●**山本** 形成限界が明瞭な模型を製作するためには，歯肉圧排を行っています（**図3**）．

3章 CAD/CAM & マテリアル

症例1

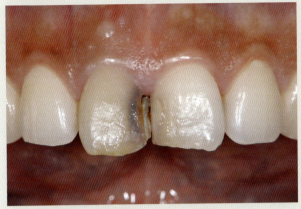
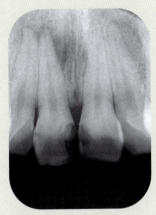

図1　上顎前歯部の審美障害と根尖付近の違和感を主訴に来院．1̲｜の生活反応（－），打診痛，根尖付近圧痛（＋）

図2　1̲｜に大きな齲蝕を認め，コンタクトエリアが失われて近心傾斜している

●長石／ガラス系ジャケット冠
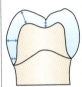
マージン部：1mm以上
軸面：1.5mm以上
咬合面：1.5〜2.0mm

●ガラス系フレーム
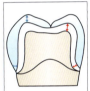
マージン部：0.8mm以上
軸面：1.5mm以上
陶材厚み：1.0〜1.2mm

●ジルコニアフレーム
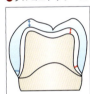
マージン部：0.8mm以上
軸面：1.5mm以上
陶材厚み：0.7〜2.0mm

●ジルコニアジャケット冠

マージン部：0.2mm以上
軸面：0.4mm以上
咬合面：0.5mm以上

図a　CAD/CAMにおけるマージンの考え方．必要最低限のクリアランスの確保のほかに，できるだけ滑らかマージンラインを心がける[9]

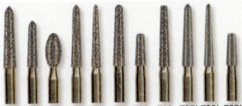
T01　T02　T03　T05　T06　T07　T08　T10　T05f　T06f　T08f

図b　CAD/CAMで用いるバー．故筒井昌秀先生が考案されたTMダイヤモンドバーNo.5ミディアムシャンファー（ハーマンズ）を35万回転に設定して使用している

  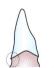 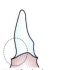
"J"マージン　ディープショルダー　ナイフエッジ　アンダーカット　ラフマージン
（ジャンピングマージン）

   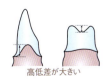
グループ　テーパー0度　先端が鋭利　高低差が大きい

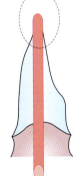

図c　適合精度に不利な形成．適合精度を左右するマージン形態，軸面などは特に注意を要する[10]

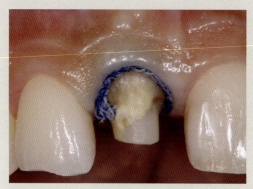
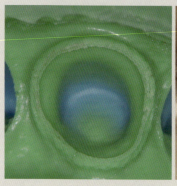
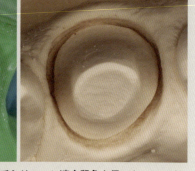

図3　歯肉圧排．歯肉の性状に合った圧排糸の選択が大切である．歯肉溝に余裕があり，歯肉もフラットであったため，4-0シルクとウルトラデント社のウルトラパック1番を選択した

図4,5　ダブルコード法を選択してシリコーン連合印象を行った．マージン部にちぎれなどがないことを確認する

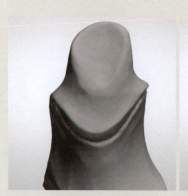
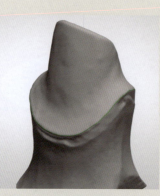

図6,7　形成面もアンダーカットがなく，できるだけ滑らかなほうが，印象採得や補綴装置のシーティングにも有利だと思われる

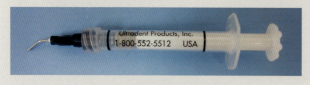

図8　先端に20ゲージのチップを付けたエンプティシリンジ（ウルトラデント社）

このケースでは，歯肉溝に余裕があり，歯肉もフラットであったため，4-0シルクとウルトラデント社のウルトラパック1番を選択し，ダブルコード法を用いました．

　隣接面は挿入しやすいので，唇側の歯肉を基準にしています．どの番手を使用するにしても，乱暴な圧排操作にならないように心がけることも大切だと思います．2本の圧排糸を挿入するので煩雑になるのですが，歯肉溝からの滲出液のコントロールが容易なこともあり，私は主にダブルコード法を用いることが多いです．

●上田　歯肉圧排の後は印象採得ですが，今回用いたシリコーン印象について教えてください．

●山本　歯肉圧排後は5分ほど放置して，その後，印象採得を行います．圧排糸を除去し，開いた歯肉溝に向かって迅速に印象材を流し込みます．マージン部に流した後にエアーで軽く印象材を飛ばして全周にわたって気泡の混入のないことを確認後，軸面，咬合面へと流していきます（図4〜7）．このようにすることによってマージン部に気泡のない境界明瞭な模型が再現できると考えています．私が使用しているのは，先端に20ゲージのチップを付けたエンプティシリンジ（ウルトラデント社）です（図

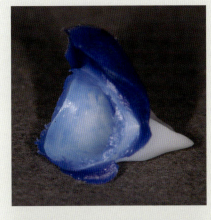
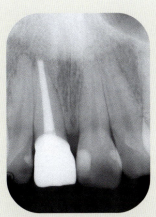

図9, 10 印象, 模型の変形がないとはいえないので, でき上がったジルコニアフレームの口腔内試適は必ず行うようにしている

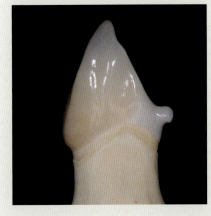
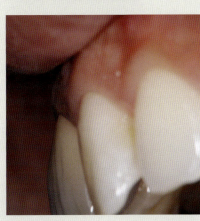

図11, 12 最終的に調整の終了したプロビジョナルレストレーションを参考に, 歯肉の形態を考慮してオーバーカントゥアになりすぎないよう, このようなサブジンジバルカントゥアの形態とした

8). これは歯肉圧排によって開いた歯肉溝に先端のサイズがちょうどよく, 気泡も入りにくく重宝しています.

●小松　先生は適合のよい補綴装置を製作したいと考えられていますが, 適合がよいかどうかの確認としてジルコニアフレームの試適は行っているのですか？

●山本　模型上でマージンが合っていることはもちろんですが, でき上がったジルコニアフレームの口腔内試適は必ず行っています. 支台歯とジルコニアフレーム内面とマージンの適合状態をブルーシリコーンと, デンタルX線写真で確認するようにしています（**図9, 10**）.

●上田　歯肉縁下の形態はどのように歯科技工士に伝達したのですか？

●山本　最終的に調整の終了したプロビジョナルレストレーションの印象採得を行い, その模型を渡しました. 歯肉の形態を考慮してオーバーカントゥアになりすぎないように, サブジンジバルカントゥアの形態としました（**図11, 12**）. 補綴装置を製作するにあたり, 1|1 の近心の歯肉縁下の形態と揃えるために 1| の近心をできるだけ歯肉縁下に形成しました（**図13～15**）.

　形成ラインが深くなりすぎてしまいますと, 印象採得が困難になるばかりでなく, プロビジョナルレストレーションの調整も困難になってしまうので, 注意深く支台歯形成を行うことが大切だと思います.

●上田　CAD/CAM修復ではマージンの形態によって適合が変わってくることがわかりました.

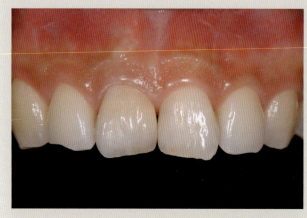
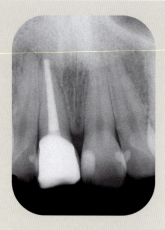

図13, 14 術後の口腔内写真とデンタルX線写真. 患者の満足は得られたが, 1| の根尖部の経過観察が必須である

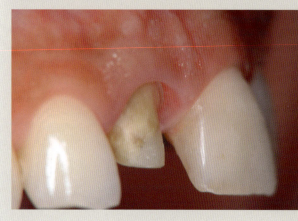

図15 1| と |1 の近心の歯肉縁下の形態を揃えるために, 1| の近心をできるだけ歯肉縁下に形成した. むやみに形成ラインが深くなりすぎると, 印象採得が困難になってしまうため注意が必要である

■2：臼歯部欠損症例に対しインプラントとCAD/CAMを用いた症例

●**山本** 患者さんは61歳の女性です. |④⑤⑥のブリッジの動揺が気になるとのことで来院されました（**図16, 17**）. 初診時の所見として, デンタルX線写真からは少しわかりにくいのですが, |4 が脱離しかけており, マージン部の二次齲蝕が認められました. ブリッジ自体の動揺は, 支台歯への過重負担が主な原因と診断しました. ブリッジを除去して歯周基本治療を行い, |4 6 は慢性根尖性歯周組織炎と診断し感染根管治療を行いました.

補綴設計としては, 再度のブリッジの製作も可能ですが, |4 6 の再補綴治療後の二次齲蝕の可能性のことも説明して, |5 7 相当部にインプラントを埋入することにしました. |4 6 は金属による築造を行い, 先に|5 7 のアバットメントとプロビジョナルレストレーションを製作し, 咬合支持の回復に努めました. その後, |4, |6 の順にリマージニングを行い, 印象採得へ移行しました. 補綴装置完成までの手順として, ピックアップ印象を行うことを前提としているため, |5 7 のプロビジョナルレストレーションを装着したままで印象採得を行いました. 補綴装置はPFZを単冠にて製作

3章 CAD/CAM & マテリアル

症例2

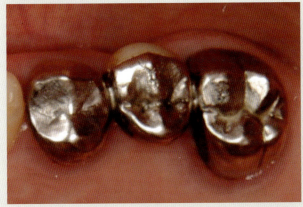
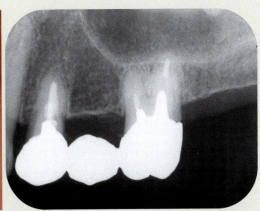

図16, 17 ④⑤⑥ブリッジの動揺が気になることが主訴で来院．|4 が脱離しかけており，マージン部からの二次齲蝕が認められた

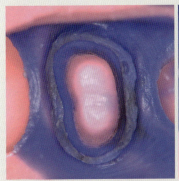
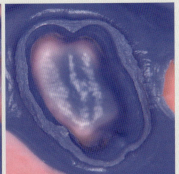

図18 寒天は操作性がよく，ぬれがよいという特徴があり，親水性の材料を用いるのは境界が明瞭な模型が製作できることだと考えている

図19 寒天は押し出した際に適度な流動性があり，操作性もよく，マージン直下の根面にまで行き渡りやすいので，的確な印象採得が行いやすいと考えている

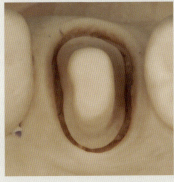
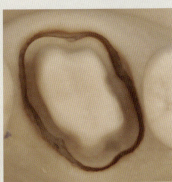

図20, 21 ピックアップ印象を行うことを前提としているため，|5 7 プロビジョナルレストレーションを装着したままで印象採得を行った

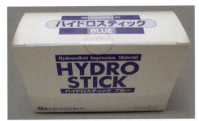
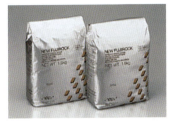
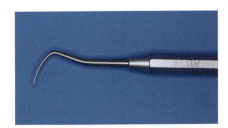

図d, e ハイドロスティックブルー（オムニコ，左）とニュープラストーンアラバスタアイボリー（GC，右）

図f イージーパッカー HU（YDM）．適度な湾曲があり，特に遠心側や舌側で使いやすい

しました．

●**上田** 今回の上顎左側臼歯部の印象採得は寒天アルジネート連合印象で行われていますね．最初の症例ではシリコーンの連合印象でしたが，なぜ今回の症例ではこの印象法なのでしょうか？

●**山本** 現在では，3Dプリンタというものまで普及してきていますし，最新の光学印象を含めてさまざまな印象法があります．ただ，私が最優先しているのはマージン部の適合です．寒天は操作性に優れ，ぬれがよいという特徴があり，親水性の材料を用いるのは境界が明瞭な模型が製作できることだと考えています（**図18〜21**）．

●**小松** 寒天と超硬石膏は相性があると聞いていますが，症例2のこの組み合わせは何を使用したのでしょうか？

●**山本** 寒天はハイドロスティックブルー（オムニコ，**図d**）です．この寒天は押し出した際に適度な流動性があり，操作性もよくマージン直下の根面にまで行き渡りやすく，的確な印象採得が行いやすいと考えています．寒天をマージン付近に流した後，練和したアルジネート印象材を直ちに圧接する積層法で印象採得を行っています．

石膏はニュープラストーンアラバスタアイボリー（ジーシー，**図e**）で，超硬石膏です．寒天と超硬石膏の組み合わせですが，臨床上はなんら問題はないと考えています．

●**上田** 実際はどのようなことに留意して印象採得をしているのですか？

●**山本** 寒天・アルジネート連合印象でも，シリコーン連合印象であっても，材料が違うだけであって支台歯形成，歯肉圧排の流れも同じです．ただし，寒天は弾性限界を超えてしまうとちぎれてその寸法精度を保つ性質がありますので，「ちぎれにくくする」工夫が必要だと思います．寒天がちぎれてマージン部が不鮮明になってしまいますと，精度の高い模型はできません．寒天をちぎれにくくするためには，根尖側寄りよりも側方へ押し広げるイメージで圧排糸を挿入しています．特に臼歯部では上田先生がご考案されたイージーパッカーHU（YDM）が特に使いやすく，重宝しています（**図f**）．しっかり圧排効果が得られてから印象採得を行うことが重要だと考えています．歯周基本治療をしっかりと行い，歯肉の炎症が消失してから歯肉圧排を行ったほうが，ちぎれもなく，歯肉の挫滅も最小限に抑えられると思います．

●**上田** 前歯部のように比較的単純な支台歯の形態と違って，臼歯部では解剖学的な形態を考慮に入れた支台歯形成が必要になりますが，その場合，CAD/CAMでの適合はいかがでしょうか．

●**山本** |6のように歯根面の形態に沿ってフルーティング形成を行いますと，ややスキャンしにくい面があるように感じます（**図22，23**）．ジルコニアコーピングの試適時の内面にややメタルコアの擦れた痕が何カ所か散見されます．内面の適合がきつめの箇所とやや緩めな箇所があると思います．マージンの適合は臨床上問題のないレベルでしたので適合の確認のデンタルX線撮影を行い，|57とともにピックアップ印象を行って（**図24〜27**），補綴装置を製作しました．症例2ではインプラントを用いることにより支台歯の過重負担を避けることができたと思います．支台歯形成については従来と大きく変わっていませんが，CAD/CAMの特性を理解して，今後も日常臨床に取り込んでいきたいと思います．

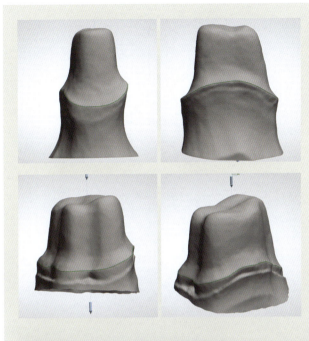

図22, 23 歯根の形態に沿った解剖学的な形態を考慮しながら，支台歯形成を行うことも重要である（上段が|4̲，下段が|6̲）

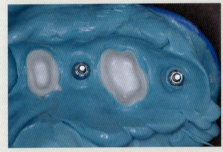 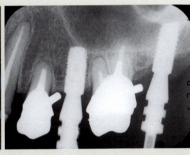

図24, 25 ジルコニアコーピングでの試適後，問題なかったため，|5̲7̲とともにピックアップ印象を行った

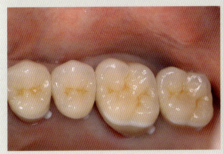 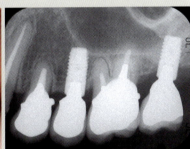

図26, 27 術後の口腔内写真とデンタルX線写真．インプラントを用いることにより，支台歯の過重負担を避けることができたと思われる．支台歯形成においては従来と大きく変わらないが，CAD/CAMの特性を理解し，より正確な形成が必要となる

●上田　従来のメタル修復からCAD/CAMに変わっても，印象材の選択の前に遵守していなければならない基本的事項は変わらないということですね．
　ありがとうございました．

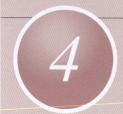

CAD/CAM デンチャーを用いた全顎的治療

●上田　総義歯治療は1937年にアクリルレジンが開発されて以来，現在行われているロストワックス法による全部床義歯の製作方法が現在まで続いています．しかし，近年のIT技術の進化を受けて，総義歯治療にはどの程度までCAD/CAMは導入されているのですか？

●岩城　海外では，CAD/CAMデンチャーが商業ベースのシステムで稼働しています．特に米国でDENTCA社，AVADENT社の2社がCAD/CAMデンチャー界を牽引しています．日本では薬事法などの関係もあり，大学などの機関における研究段階であるようです．

●重田　岩城先生は今回，どのような経緯でCAD/CAMデンチャーを製作されたのですか？

●岩城　USC（南カリフォルニア大学）にて研修を受けた際，DENTCAシステムを考案された，補綴科のDr. Tae Hyung Kimとお話する機会をいただき，「米国の歯科大学では，デジタルデンチャーの訓練を取り入れるよう，カリキュラムを変えつつある」とうかがいました．日本での歯科技工士の減少，デジタル化が進む歯科技工所のことも考えると，近い将来に必要性が見込まれる技術だと考えました．そこで，上田先生に米国の歯科技工所を紹介していただき，患者さんの協力も得たうえで，DENTCA社のCAD/CAMデンチャーを製作することになりました．

●重田　どのようなシステムだったのですか？

●岩城　DENTCA社のCAD/CAMデンチャーのワークフローです（図 a）．特徴としては，印象採得と咬合採得が同時に行えるシステムを用いて患者さんとのアポイントメントを3回で行えることや，CAD上で1回法の蠟義歯まで製作し，3Dプリンタによる3D printed proto type（試適義歯）を製作すること，また，印象採得から試適時の調整法まで記載されたマニュアルが用意されていることがあげられます．

●上田　作業工程の簡略化とマニュアルにより，術者による技術レベルの差を小さくできることが期待できますね．実際にどのように製作したのか，教えてください．

●岩城　患者さんは68歳男性で，主訴は「歯が取れて入れ歯が合わなくなった」でした．|6 7は来院時に残根状態であり，以前の義歯は咬合平面に若干のずれがありましたが，人工歯の排列や位置には大きな問題はないと思いました．また，顎堤の状態も良好で，タッピングも安定していることから，下顎位もほぼ安定していると判断しました（図1〜11）．

●上田　下顎位が不安定なまま新義歯製作にとりかかったのでは，正しい印象採得も咬合採得もできません．デジタルになったからといって，診査診断は変わらず重要です．

●岩城　義歯の製作に着手しても問題ないと判断し，また患者さんの協力・同意を得

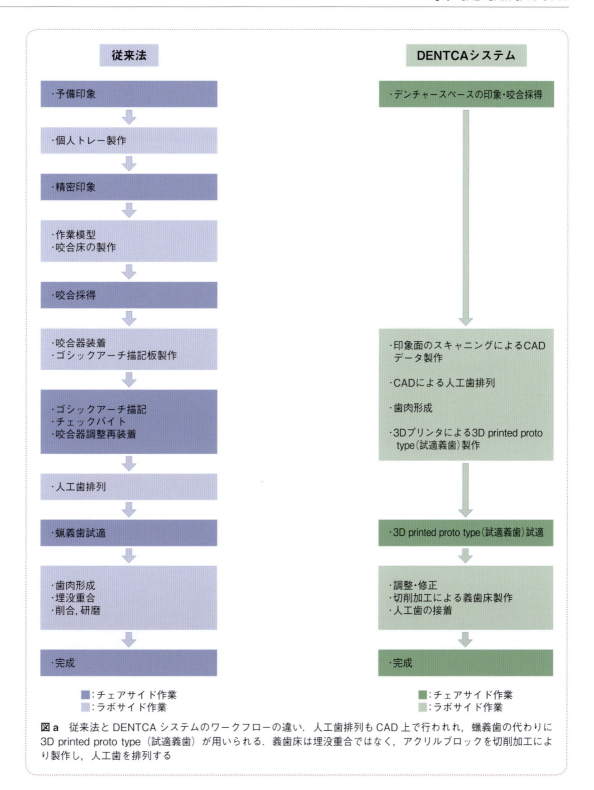

図a 従来法とDENTCAシステムのワークフローの違い．人工歯排列もCAD上で行われれ，蝋義歯の代わりに3D printed proto type（試適義歯）が用いられる．義歯床は埋没重合ではなく，アクリルブロックを切削加工により製作し，人工歯を排列する

たうえでCAD/CAMデンチャーの製作にとりかかりました．まず，印象から説明します．印象の手段はデジタル化されておらず，印象用に4サイズの既製トレーがあり（**図12**），患者さんの口腔のサイズに合うものを選択し，シリコーン印象材を用いて精密印象を行います．この印象を直接スキャニングし，CAD/CAMデンチャーは製作されます．

症例

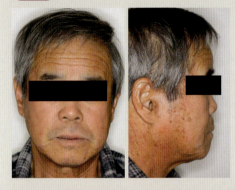
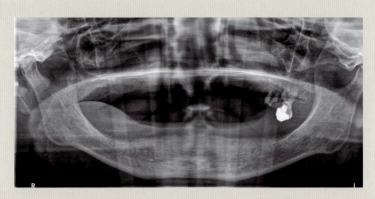
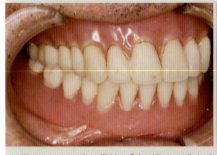
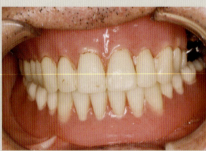
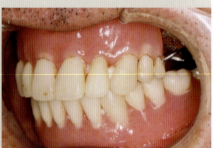

図1〜6 68歳，男性．「歯が取れて入れ歯が合わなくなった」との主訴で来院．|6 7 は予後不良歯と診断し，総義歯とのバランスも考え抜歯と判断した

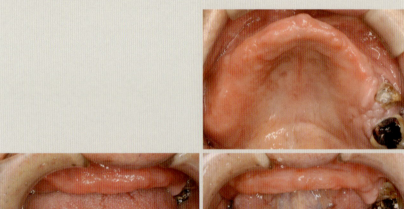
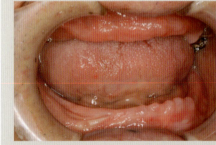
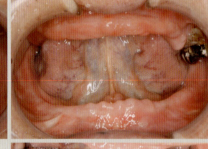
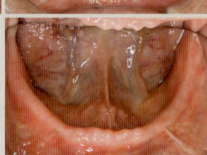

図7〜11 義歯を外した状態での口腔内写真

3章 CAD/CAM＆マテリアル

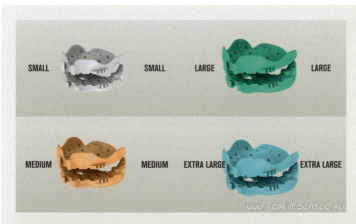

図12 DENTCA社の既製トレーは4サイズあり，後部が取り外しできるようになっているのが特徴的である

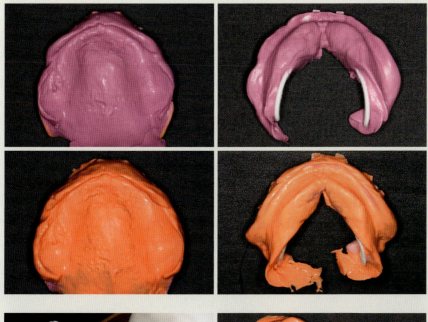

図13〜16 既製トレーを使用しての精密印象．流動性の低いヘビーボディーを使用した

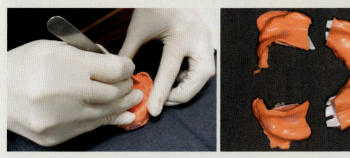

図17, 18 メスやカッター，ナイフにて切断．取り外しができるようにする

●**重田** 総義歯の印象を概形印象なしに，既製トレーで精密印象を採るのは難しそうですね．手技の差がでてきそうですが，その辺りはどうでしたか？

●**岩城** 実際にトレーを的確に顎堤に適合させることは難しかったです．今回，トレーの裏打ちがないシリコーン印象材のみの印象になってしまいました（**図13〜16**）．

●**重田** 印象は通法どおり，予備印象を行い個人トレーを製作する方法がよさそうですね．咬合採得はどのように行ったのですか？

●**岩城** 採得した印象を切断し（**図17, 18**），ゴシックアーチの描記板を印象用トレーに取り付けます（**図19, 20**）．下顎には描記針の代わりにネジ状の器具を付けるよう

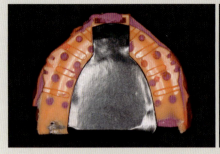
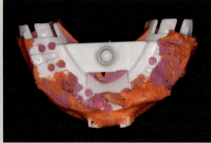

図19, 20　切断した印象のうち，上顎にはトレース用の黒いシールを，下顎にはバイトを採るためのネジ状の器具を付ける

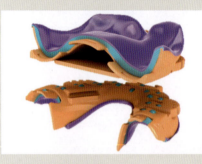
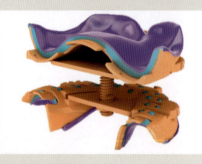

図21, 22　下顎についたネジを回すことにより，垂直的咬合高径を決定できる

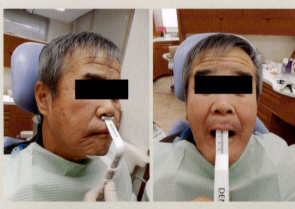

図23, 24　DENTCA社専用のスケールを用いて，垂直的咬合高径を測ったものを写真として歯科技工士に渡す

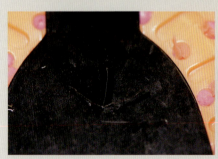
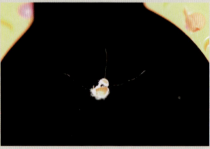

図25, 26　水平的下顎位は前方運動と側方運動をさせ，アペックスの部分で決定した

になっており，DENTCA社専用スケールを用いて垂直的咬合高径を決定し，ネジを回して調整します．上顎には下顎の動きを印記できるシールを貼り，前方運動と左右側方運動をさせ，アペックスの位置で水平的下顎位を採得しました（**図21〜26**）．

●重田　なぜ印象を切断するのですか？

●岩城　採得した印象の後方部（上顎結節部，臼後隆起部付近）を切断しておかないと，咬合採得時に干渉を起こし正確な採得ができないからです．また切断できる理由として，印象面を直接スキャンして，CAD上での人工歯排列を行うため，切断しても

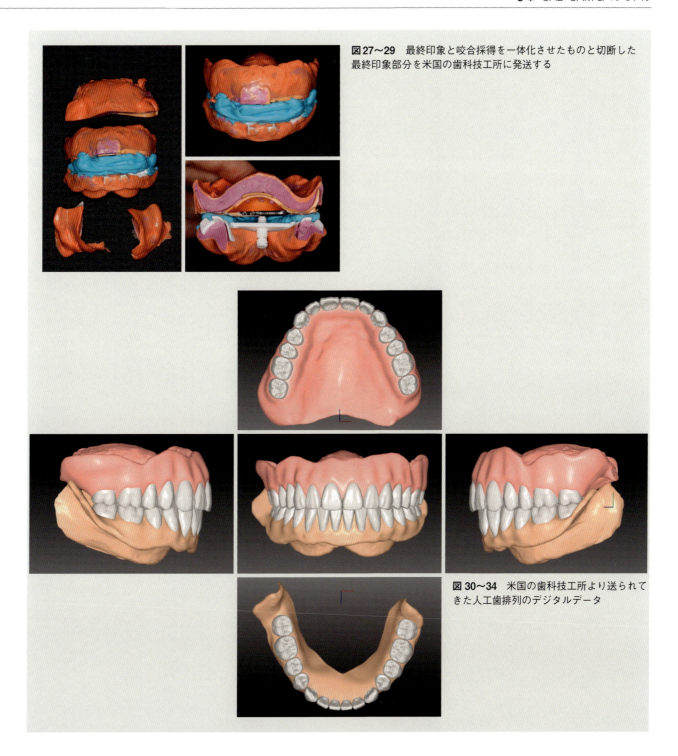

図27〜29 最終印象と咬合採得を一体化させたものと切断した最終印象部分を米国の歯科技工所に発送する

図30〜34 米国の歯科技工所より送られてきた人工歯排列のデジタルデータ

構わないからです．

●上田　旧技法ではできない，デジタルの強みを生かした方法ですね．

●岩城　その後，採得した印象を米国の歯科技工所に送ります（**図27〜29**）．CADで人工歯排列をされたデータがメールで送られてきます（**図30〜34**）．確認をした後，滅菌パックで送られてきたのが，積層造形で作製された3D printed proto type（試適義歯）になります（**図35〜39**）．

●上田　3D printed proto type（試適義歯）は従来法と比べてどうでしたか？

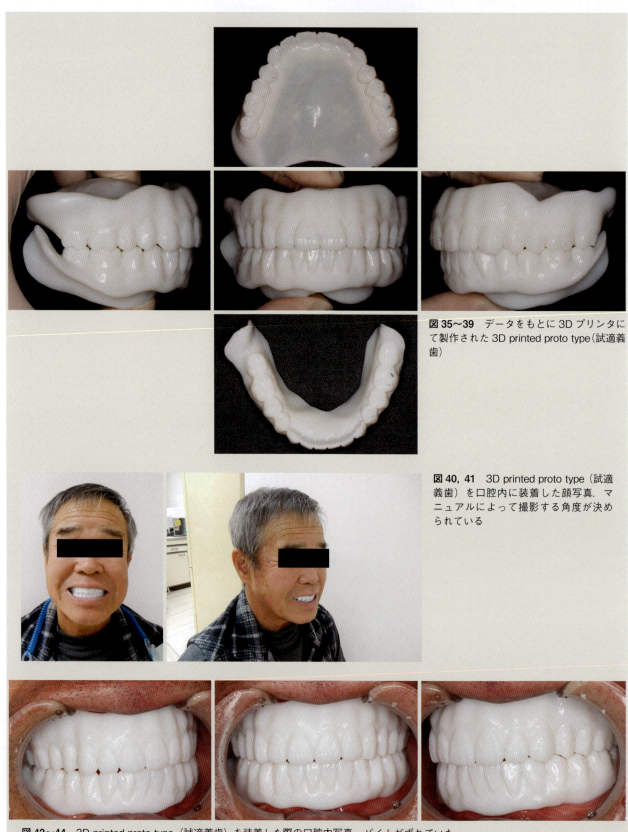

図 35〜39 データをもとに 3D プリンタにて製作された 3D printed proto type（試適義歯）

図 40, 41 3D printed proto type（試適義歯）を口腔内に装着した顔写真．マニュアルによって撮影する角度が決められている

図 42〜44 3D printed proto type（試適義歯）を装着した際の口腔内写真．バイトがずれていた

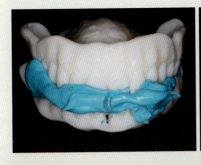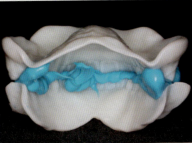

図45，46 上顎の咬合平面に問題はなかったため，下顎の臼歯部分を削合し，バイト材を用いて修正を行った．すべてマニュアルどおりに行っている

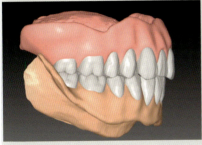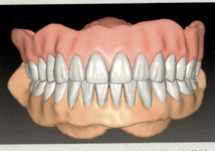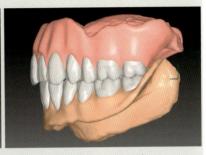

図47〜49 咬合採得しなおした3D printed proto type（試適義歯）を再度米国の歯科技工所に送り，再排列されてきたデータ

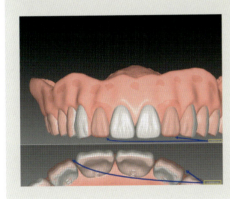

図50 最終調整時のデジタル画像．上顎前歯の排列位置を調整しているところ．米国の歯科技工士とはPCのデータを通じてメールでやりとりし，最終調整まで行った

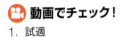
1. 試適
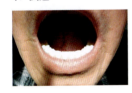

●岩城 少し粗造なレジンでしたが，粘膜面との適合はとてもよかったです．下顎義歯の吸着も確認できました（**動画1**）．しかし，試適したところ水平的下顎位がずれているのが見つかりました（**図40〜44**）．

●上田 なぜ水平的下顎位がずれたのでしょうか？ また，ずれていた場合に，どのようにリカバリーしたのでしょうか？

●岩城 上下顎の印象をそのまま使用し，咬合採得をするため最終印象が粘膜面から浮き上がっているかどうか確認がとれませんでした．ここでエラーが起きてしまったと考えています．しかし，リカバリーにはマニュアルがあり，粘膜面の調整，咬合平面，上顎の正中線，バイト，リップサポート，スマイルライン，オーバージェット，オーバーバイト，歯のサイズなどの項目で変更ができます．

今回は上顎の咬合平面にほぼ問題がなかったため，下顎の義歯の咬合面を削合し，バイト材を使用して再度咬合採得をやりなおしています（**図45，46**）．この方法もマニュアルに記載されていました．

●上田 印象と咬合を一緒に採得するやり方は，理想的ではありますが，技術的にも

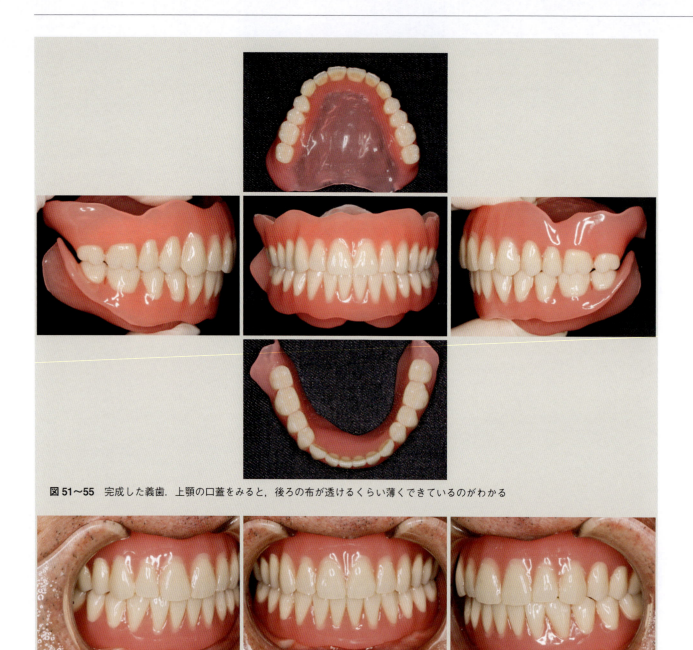

図51〜55 完成した義歯．上顎の口蓋をみると，後ろの布が透けるくらい薄くできているのがわかる

図56〜58 口腔内装着時．試適時の咬合のズレは改善されている

う少し改善が必要と考えられますね．3D printed proto type（試適義歯）のときに誤差を修正するのを念頭に考えられたシステムかもしれませんね．

●岩城　そして再度送られてきたデジタル画像です（**図47〜49**）．この画像を元に歯科技工士と最終的な打ち合わせをメールで行い，切削加工した義歯床に人工歯を接着し完成します（**図50**）．

●上田　この義歯について，岩城先生の率直な感想を教えてください．

●岩城　研磨面，粘膜面での非常に高い加工精度が認められ，上顎，下顎ともに吸着しており，また，レジンの厚みも従来のものより薄くでき上がっていました（**図51〜58**）．しかし，本法のマニュアルには咬合の与え方の指示などは載っていませんでし

た．デジタルの半調節性咬合器などがシステムに組み込まれれば，咬合様式の決定もできると考えますので，バージョンアップが期待されます．患者さんのアンケートによる主観的評価では，食べられないものはなく，客観的評価としてピーナッツなどを使用したフードテストでも問題ありませんでした（**動画2**）．評価が少なく，治療評価としては不十分かとも思いますが，臨床的には問題ないレベルだと思います．

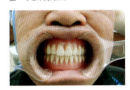
動画でチェック！
2．完成義歯

●**上田** 従来の熟達した方法と比べ，CAD/CAMデンチャーはもう少し改善が必要そうですね．しかし，現在起きている歯科技工士の減少，高齢者の増加を考えると必要な技術だと考えます．工程自体の簡素化，またそれによる情報伝達エラーの減少，劣化しないデータの保存が可能なデジタルの強みは，今後の総義歯治療の飛躍につながると思います．

⑤ バーチャル咬合器とCAD/CAMを用いた部分的・全顎的治療

■1：部分的な治療にバーチャル咬合器を用いた症例

●**筒井** 上顎前歯（2+1）の歯冠修復を行った患者さんです．前歯部の審美障害を主訴に来院されました．

初診時，マージン不適合の不良補綴装置が装着され，またデンタルX線写真で|1に根尖病変もみられました（**図1，2**）．冠除去後，歯内治療・歯周基本治療を行い，補綴装置の製作に移行しています（**図3〜5**）．

●**重田** 前歯部の治療ですが，バーチャル咬合器を使用したのですね？

●**筒井** はい．印象採得後，作業模型をスキャニングし（**図6〜11**），CAD上のバーチャル咬合器で補綴設計，製作を行っています（**図a，b**）．

●**上田** この症例でもそうですが，デジタルデンティストリーではプロビジョナルの使い方が一つのポイントになってきます．

●**筒井** ファイナルもプロビジョナルと同一のデータで製作しています．プロビジョナルを口腔内でチェック，調整します（**図12，13**）．その後，調整したプロビジョナルをスキャニングして，最終補綴装置に形態を反映できるようにしています．

●**上田** バーチャル咬合器とプロビジョナルのコピーという2つの方法を併せてより精度の高い補綴装置を製作しようとしていますね．

通常，CAD上でのバーチャル咬合器は，模型のマウントの位置が任意に設定されます．つまり，フェイスボウやチェックバイトをとらずに咬合器にマウントした状態と同一だと考えています．

顎運動にも考慮して，調整量を少なくした補綴装置を製作しようと思えば，この辺りでひと工夫必要となります．同一データ上で，プロビジョナルとファイナルを製作する方法は，有効な手段の一つと感じています．

●**筒井** はい．そのとおりだと思います．症例に戻りますと，セカンドプロビジョナルで審美的な形態や，また前方運動，側方運動を確認しています（**図14，15**）．

右側方運動では$\frac{4\ 3}{4\ 3}|$の接触によるグループファンクションでのガイドとなっています．また$\frac{2}{2}|$がわずかに接触するような状態となりました（**図16，17**）．

また，歯肉の状態も良好でしたので，クラウンカントゥアもプロビジョナルの形態を踏襲することにしました．

●**重田** 図18，19をみると，プロビジョナルとファイナルのクラウンカントゥアの形態もよく近似できています．

●**筒井** 歯科技工士にいわせると，この辺りの細かいところは，やはり手作業に負うところも大きいとのことです．ただ，プロビジョナルのスキャニングによるコピーという方法をとることで，情報がない状況で行うよりも，形態を近似させることができると思います．

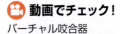
動画でチェック！
バーチャル咬合器
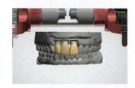

3章 CAD/CAM＆マテリアル

症例 1

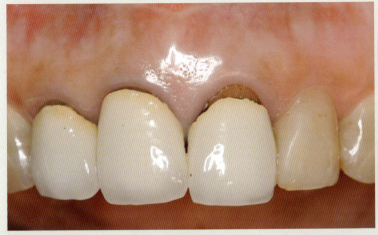
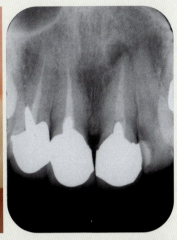

図1, 2 初診時．マージン不適合の補綴装置が装着され，歯肉退縮がみられる．デンタルX線写真から|1 の根尖病変も認める

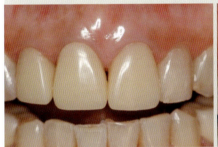
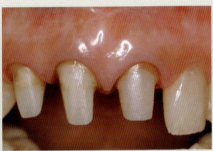
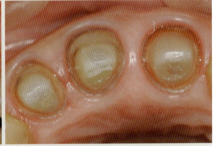

図3～5 歯周基本治療終了後，印象前の状態．歯肉に炎症もなく，経過は良好である．この後，印象採得を行った

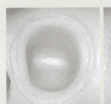
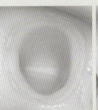
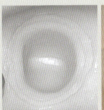
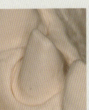
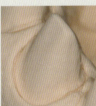
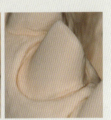

図6～11 印象採得後，作業模型を製作し，スキャニングを行う

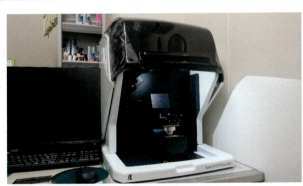
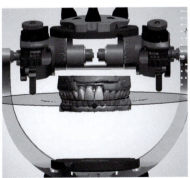

図a, b 症例1, 2ともに図aのKaVo ARCTICA Auto Scanを用いてスキャニング，補綴設計を行った．また，多くのCADソフトにバーチャル咬合器が組み込まれている（図b）

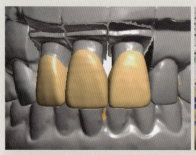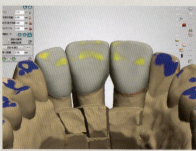

図12, 13 CAD上でプロビジョナルを設計．バーチャル咬合器を用いて，限界運動時の接触点も評価，調整を行う

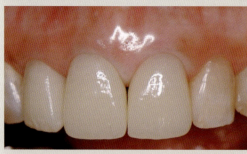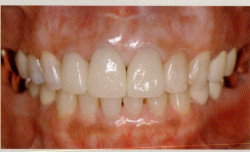

図14, 15 CAD/CAMでプロビジョナルを製作

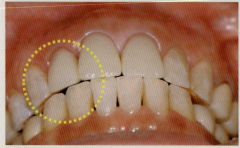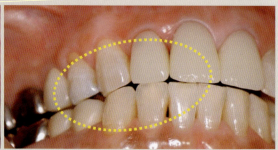

図16 前方運動時．$\underline{2|}$がわずかにすいている状態で滑走運動をしていた

図17 右側方運動時．$\underline{\frac{4\ 3}{4\ 3}}$のグループファンクション．$\underline{2|}$がわずかに接触している状態であった．なお，左側方運動は天然歯同士の接触となっている

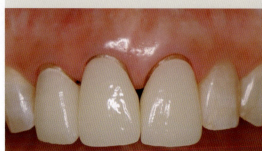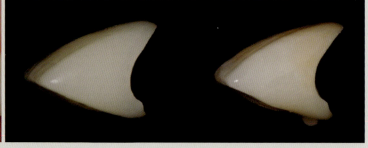

図18, 19 プロビジョナル装着後約1カ月．クラウンカントゥアの形態と歯肉が調和していることがわかる．プロビジョナルと最終補綴装置を同一のCADデータから製作し，プロビジョナルの形態を最終補綴装置に移行している．図19は$\underline{1|}$の側方面．左がプロビジョナル，右が最終補綴装置

●**上田** CAD/CAM上で多くの作業を行おうと思えば，フルカウンターの修復にする必要があります．この症例は前歯部の歯冠修復ですが，マテリアルの選択はどうされましたか？

●**筒井** 図20〜22のようにクラウンの大部分を高透過性のモノリシックジルコニアとし，切端部分のみポーセレンを築盛しました．最終補綴装置の写真をみても，審美的に大きな問題はないように思います（**図23, 24**）．実際，患者さんも非常に満足をされていました．

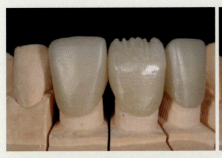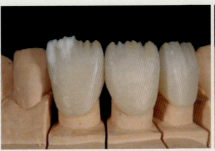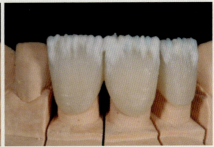

図20〜22 最終補綴装置製作時．大部分はモノリシックジルコニア．切端のみポーセレン築盛とした

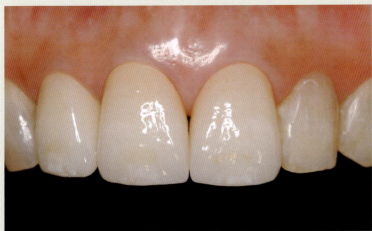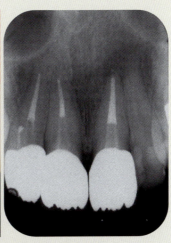

図23, 24 最終補綴装置装着後．大部分がモノリシックジルコニアだが，審美的にも患者満足度は高かった

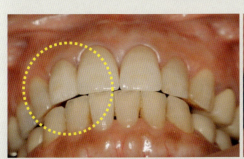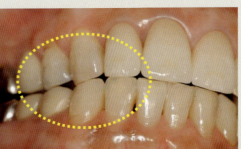

図25, 26 前方運動時，右側方運動時ともプロビジョナルとほぼ同一の接触状態となっている

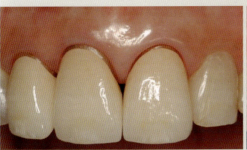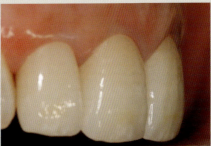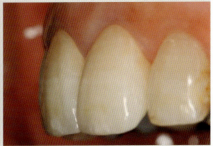

図27〜29 最終補綴装置のクラウンカントゥアも歯肉と調和をしている

　近年，高透過性のジルコニアが発売されたことで，審美領域でもモノリシックジルコニアが使用できるようになっています．

●**重田**　最終補綴装置のガイドの状態はどうでしたか？

●**筒井**　プロビジョナルとほぼ同様の接触状態を得ることができています．前方運動

で少し$\frac{2}{2}|$がすいていることや，右側方運動での$\frac{432}{432}|$の接触状態など，非常に近似しているとと思います（**図 25, 26**）．また，プロビジョナルのクラウンカントゥアをコピーしたことにより，補綴装置と歯肉も良好に調和できていると思います（**図 27〜29**）．

●**上田**　バーチャル咬合器という括りだけではなく，デジタルデンティストリーという視点でみても面白いケースでした．日進月歩の分野ですが，以前では難しかったような作業も，デジタルを用いることで，比較的簡単に行えるようになってきています．

ただ，バーチャル咬合器での模型の位置づけの問題や，まだまだ歯科技工士の手作業に依存する部分もあること，それにチェアサイドでも補綴装置の調整もゼロになるわけではないことなど，デジタルを用いればすべてが解決するという訳ではないですね．

次は，全顎的な補綴装置の製作に，バーチャル咬合器を用いた症例を提示し，前述の問題点などについて，さらに詳しく述べたいと思います．

■2：全顎的な治療にバーチャル咬合器を用いた症例

●**上田**　現在，フルカウンタークラウンでの CAD/CAM 修復が主流となりつつあります．そのなかでバーチャル咬合器の臨床的な意義についてどう考えていますか？

●**筒井**　CAD/CAM 修復は，修正できる幅が少なく，CAM で削り出した後，大きく形態は変えられません．つまり CAD 上までの設計が重要になると考えています．顎運動にも考慮しようと思えばバーチャル咬合器が必要となります．

●**重田**　補綴装置の調整量を少なくするため，バーチャル咬合器が必要だということですね．マテリアルについてはどう考えられていますか？

●**筒井**　レジン系や，ポーセレン系のものもありますが，私はジルコニアを最も多く使用しています．強度的にフルカウンターの CAD/CAM 修復には最も適していると考えています．ただ，モノリシックジルコニアは硬いということが，長所にも短所にもなります．その意味でも，非常に調整がしにくいマテリアルです．そこにバーチャル咬合器の臨床的な意義があると思っています．

●**上田**　そうですね．修正を少なくするためモノリシックジルコニアはバーチャル咬合器上で補綴設計をする必要があります．

一方，フルカウンターの CAD/CAM 修復を行うには，ポーセレン築盛などの手作

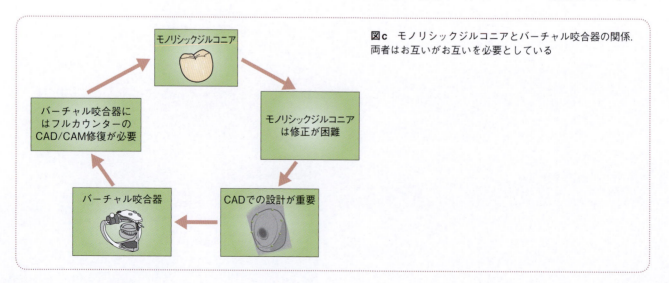

図c　モノリシックジルコニアとバーチャル咬合器の関係．両者はお互いがお互いを必要としている

3章 CAD/CAM & マテリアル

症例 2

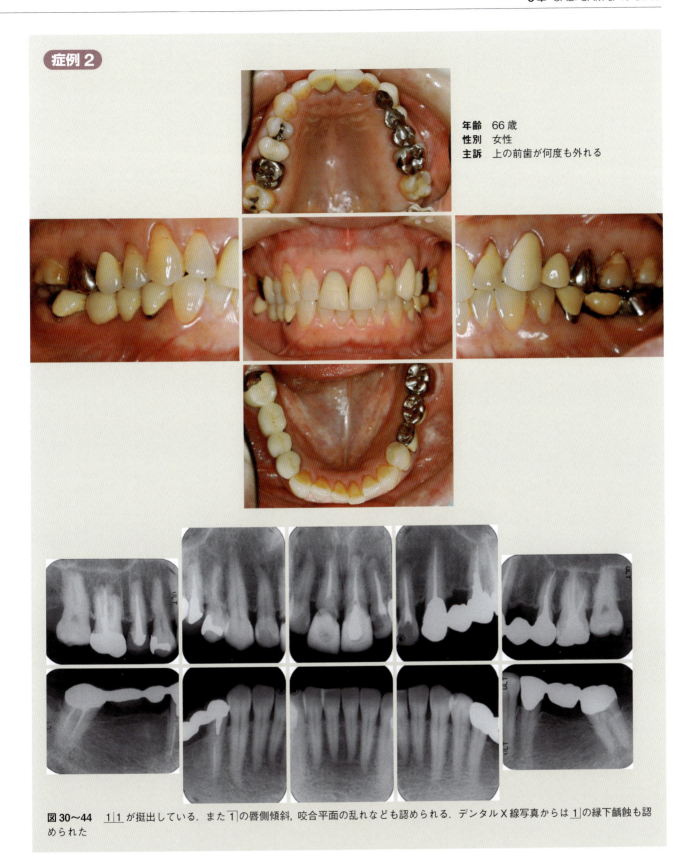

年齢　66 歳
性別　女性
主訴　上の前歯が何度も外れる

図30〜44　1|1 が挺出している．また |1 の唇側傾斜，咬合平面の乱れなども認められる．デンタルX線写真からは |1 の縁下齲蝕も認められた

■ テンポラリークラウン

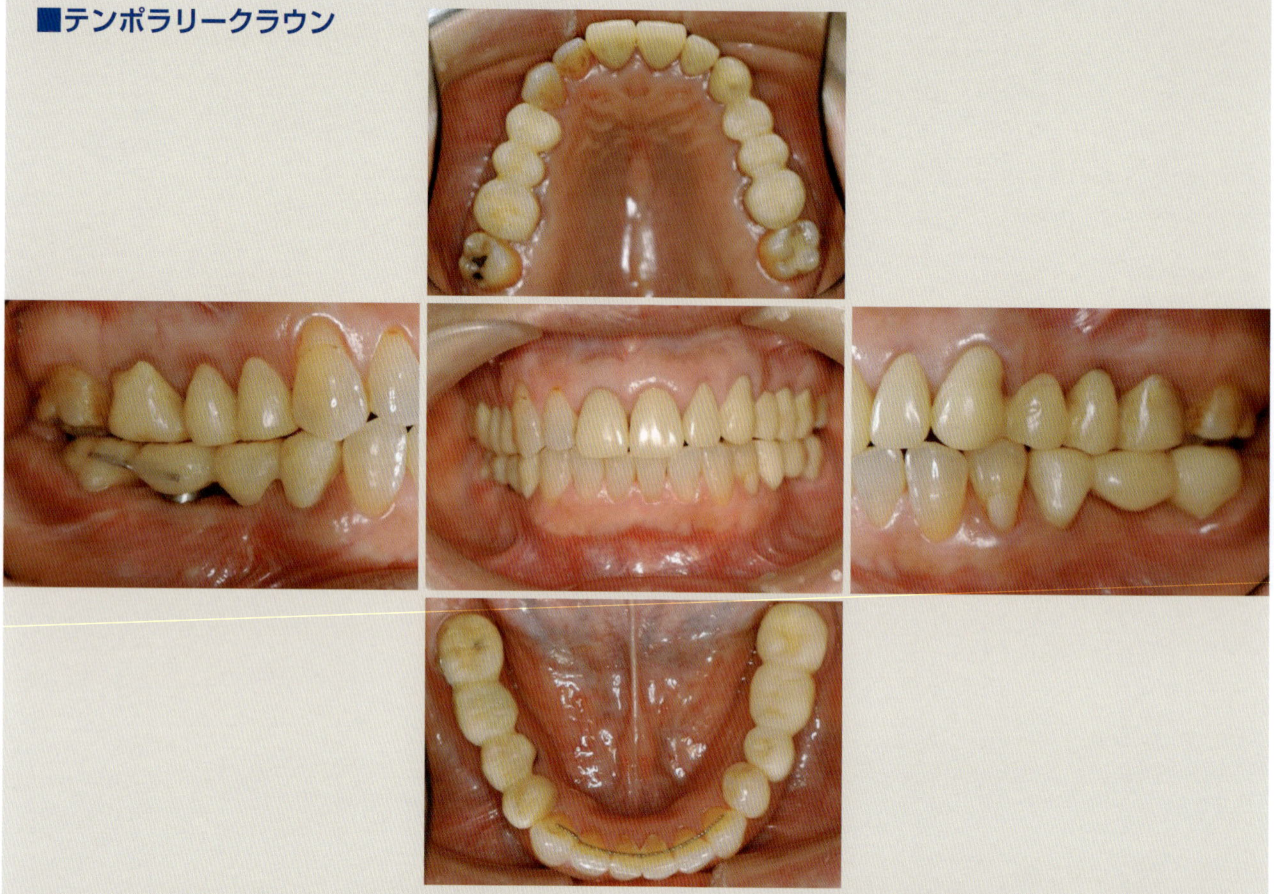

図45〜49 6 5|にはインプラントを埋入した．主訴である上顎前歯はエクストリュージョンと歯冠長延長術を行い，また下顎前歯はLOTによりレベリングを行っている．患者と相談のうえ，7 3 2|7 は歯冠修復を行わないこととなった

業を排除する必要があり，バーチャル上での作業を必須とします．結果，モノリシックジルコニアとバーチャル咬合器はお互いがお互いを必要としている関係になっていますね（図c）．

この症例では全顎的な治療にバーチャル咬合器を用いているということですが，症例の説明をしてください．

●筒井　患者さんは66歳女性．主訴は上顎前歯の補綴装置が外れるとのことでした．主訴部位に関しては，1|1 が挺出し，オーバーバイトが大きい状態でした．また全顎的にみると，臼歯の乱れた咬合平面，また|1 が唇側傾斜しており，このような理由から上顎前歯の補綴装置が外れやすいと考察しました．また，全体的に清掃不良の状態であり，歯肉に炎症もみられます（図30〜44）．

デンタルX線写真からは，1|の歯肉縁下齲蝕や複数歯の根尖病変が認められます．

●上田　補綴装置製作に至るまでの治療経過として，どのような処置を行いましたか？

●筒井　清掃不良の状態でしたので，まずTBI，SC，SRPなどの歯周基本治療を徹底して行いました．並行して1|1 のエクストリュージョンとクラウンレングスニング，また失活歯には歯内治療，6 5|の欠損にはインプラントを埋入しています．そして，

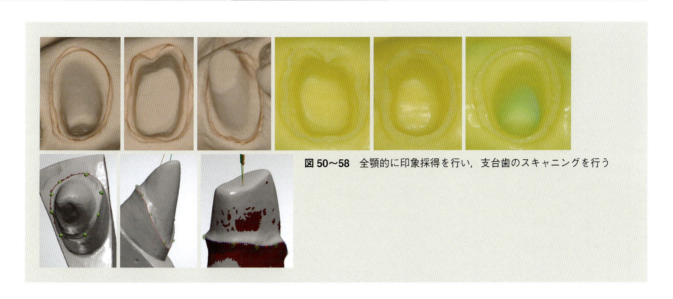

図50〜58　全顎的に印象採得を行い，支台歯のスキャニングを行う

下顎前歯はLOTによりレベリングも行いました．

●**重田**　図45〜49がそれらの治療が終了した状態ですね．

●**筒井**　はい．ここから補綴装置製作の工程に入りました．まず，全顎的に印象採得を行い，作業模型を製作しています（**図50〜57**）．

●**上田**　バーチャル咬合器の使用も含めた補綴装置製作の工程で，このケースでは症例1と違ったアプローチをしていますね．まず，工程の違いについて説明をしてください．

●**筒井**　大切な前提として，今回使用したバーチャル咬合器（CAD）は下顎運動解析器や実際の咬合器とも連動できるシステムを用いています．工程として，まず下顎運動解析器で患者さんの顎運動を測定しています．この解析によって，患者さんの顆路や切歯路を得られるようなシステムになっています．また，スタディモデルも製作，スキャニングすることで，印象採得時（TEK）の歯列，顎運動をCAD上に再現します．同時に実際の咬合器にも，スタディモデルをマウントし，顆路・切歯路などの顎運動路を設定しています（**図d〜m**）．

●**重田**　工程が複雑にみえますが，このアプローチの意義はどこにありますか？

●**筒井**　このシステムを用いると，実際の咬合器とバーチャル咬合器で同じ位置に模型をマウントすることができます．つまり，フェイスボウとチェックバイトをとってバーチャル咬合器上にマウントしている状態に近いと考えています．バーチャル咬合器の問題点である模型をどこに位置付けるか，ということに対する一つの答えになると思います．

●**上田**　つまりバーチャル咬合器と実際の咬合器が同じ動きをするということですね．

●**筒井**　はい．顆路や切歯路だけ測定・設定できても，咬合器上の同じ位置に両者がマウントできなければ，同じ動きをさせることはできません．とても重要なポイントだと考えています．バーチャル咬合器にも測定した運動路を設定しました．

　また，実際の咬合器，バーチャル咬合器ともクロスマウントを行い，作業模型（支台歯）に置き換えてから，補綴装置製作を行っています．

●**重田**　このシステムはどのCADでもできるのでしょうか？

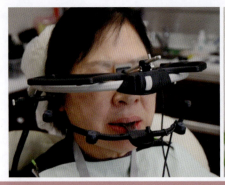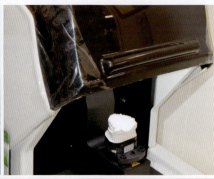

図d, e 下顎運動解析器（図d）で下顎運動を測定した．これにより，顆路，切歯路などの顎運動の測定値が得られる．またスタディモデルをスキャニングし（図e），CAD上で両者のデータを統合していく

バーチャル咬合器の設定（ARCTICA）

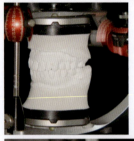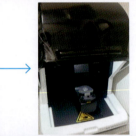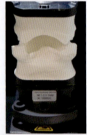

図f~h このシステムでは，実際の咬合器のマウンティングプレートと同じものがスキャニング装置にも組み込まれている．これにより，実際の咬合器上の模型の位置をバーチャル咬合器上にトランスファーすることができる

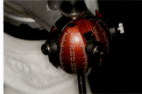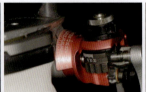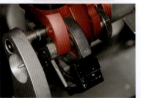

図i~k 実際の咬合器に設定した運動路をバーチャル咬合器にも設定できる

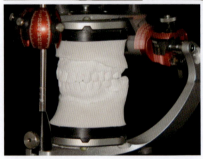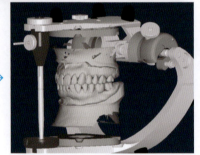

図l, m 図lが咬合器のPRO-TAR，図mがバーチャル咬合器のARCTICA．この作業を行うことにより，実際の咬合器とバーチャル咬合器に同じ動きをさせることができる

●**筒井** 残念ながら，こういった実際の咬合器と連動するシステムは，私の知る限りではごく一部です．実際の咬合器と連動するメリットについてはまた後述したいと思います．

●**上田** バーチャル咬合器と実際の咬合器を連動させた後の工程について説明してください．

●**筒井** CAD上で補綴設計をしていきますが，まずプロビジョナルとしてCAMで削り出しを行いました（**図59~63**）．そして，患者さんの口腔内に装着し，咬合接触点や限界運動，また咀嚼運動などのチェック・調整を行います（**図64~68**）．

●**上田** 調整量についてはどうでしょう？

●**筒井** このプロビジョナルで大きな調整は必要ありませんでした．ただ，右側方運動のガイドはバージンティース同士の接触であったこと，また上顎の 7|7 は患者さん

3章 CAD/CAM＆マテリアル

■プロビジョナル

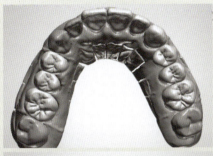

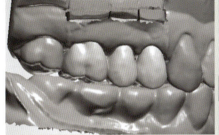 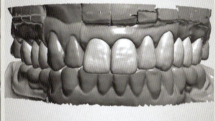 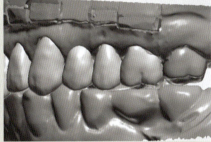

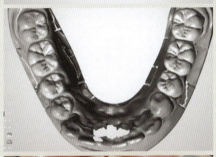

図59〜63 バーチャル咬合器上（CAD）で設計，CAMで削り出しを行った

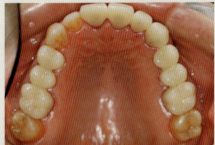

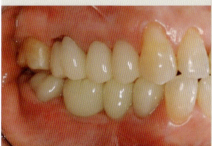 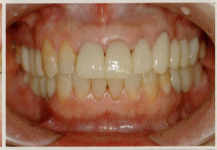 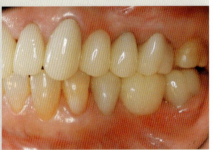

図64〜68 全顎的にCAD/CAMで製作したプロビジョナルを口腔内に装着

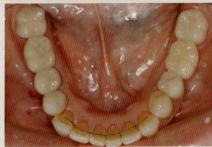

■右側方運動

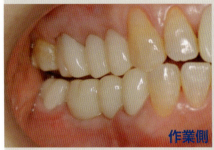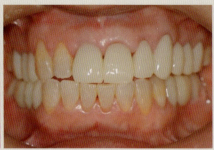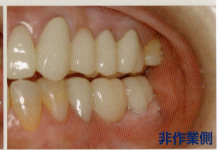

作業側　　　　　　　　　　　　　　　　　　　　　　　　　　　非作業側

■左側方運動

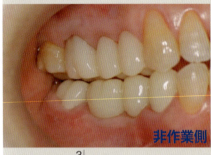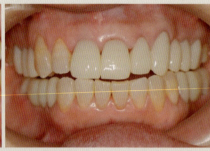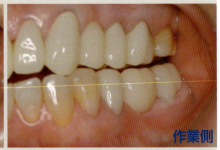

非作業側　　　　　　　　　　　　　　　　　　　　　　　　　　作業側

図69〜74 $\frac{3|}{3|}$ がバージンティースなこともあり，右側方運動の非作業側で臼歯部に干渉がみられた．同部位を調整し，最終補綴装置へその形態を移行する

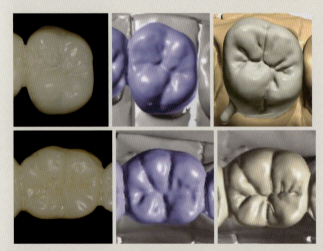

図75〜80 最終補綴装置設計（CAD）からプロビジョナルを最終補綴装置へ移行

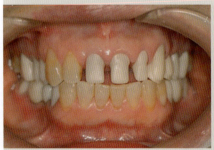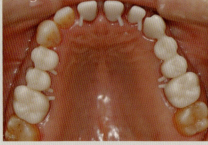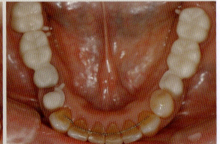

図81〜83 前歯から小臼歯までは前装冠タイプも含め主にPFZで，大臼歯はモノリシックジルコニアとした

3章 CAD/CAM＆マテリアル

■最終補綴装置

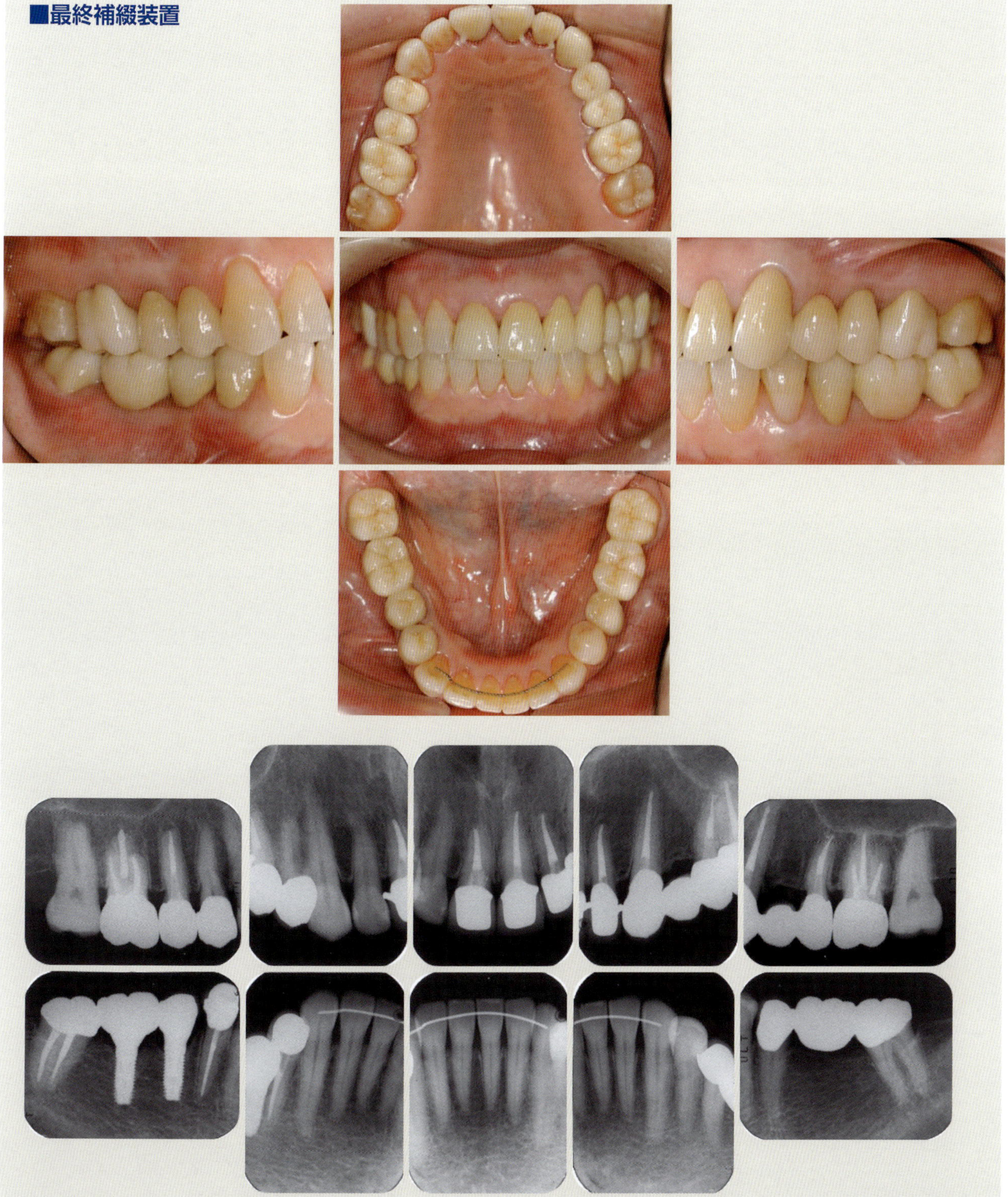

図84〜98 小臼歯の咬合面も含め，フルジルコニアの部位も多いが，審美面で大きな問題はみられない．また最終補綴装置装着後の咬合調整も少量しか行っていない

■右側方運動

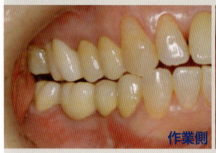 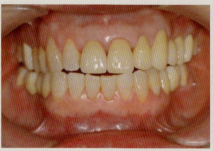 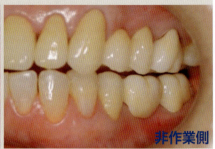

作業側　　　　　　　　　　　　　　　　　　　　　　　　　　　　　　　　非作業側

■左側方運動

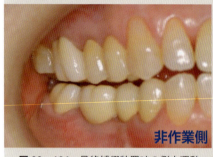 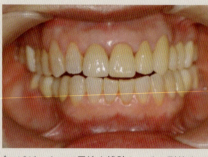 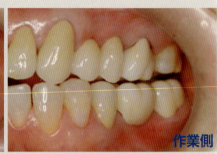

非作業側　　　　　　　　　　　　　　　　　　　　　　　　　　　　　　　作業側

図99〜104　最終補綴装置時の側方運動．プロビジョナルで干渉を排除し，その形態をコピーしたため，最終補綴装置では側方運動で干渉部位は認められなかった

との相談のうえ，歯冠修復は行わないこととしたため，ディスクルージョン量や咬合平面，スピーの彎曲の付与などに制限がありました（**図69〜74**）．そのことが関わる部分は，プロビジョナルで試行錯誤を行ったうえ，ファイナルレストレーションに移行しています．

●**重田**　調整したプロビジョナルのコピーを行っていますね．

●**筒井**　はい．全顎のプロビジョナルをいったん預かり，スキャニングを行っています．このデータを最終補綴装置の設計に反映させています（**図75〜80**）．

●**重田**　プロビジョナルの材質はどのようなものですか？

●**筒井**　PMMA（polymethyl methacrylate：アクリル樹脂）です．即時重合レジンと比較して，非常に高い物性や研磨性を備えています．この素材を用いるようになって，プロビジョナルレストレーションによる治療の質が格段に向上したことを実感しています．最終補綴装置の前段階を非常に高いレベルで pro（準備）-vision（観察）できるようになったと思います．

●**上田**　最終補綴装置のマテリアルを教えてください．

●**筒井**　試適時の口腔内写真（**図81〜83**）をみていただきたいと思います．最近，私の臨床では，このような補綴設計をする機会が増えています．審美領域にはPFZ，大臼歯にはモノリシックジルコニアという使い分けになります．ここでとても大事な要素は，ここからポーセレンを築盛しなければならないということです．

●**上田**　ポーセレンを築盛するためには咬合器が必要ですね．

●**筒井**　はい．PFZを製作するためには，実際の咬合器が必ず必要になります．ここ

で，バーチャル咬合器と実際の咬合器が連動しているということに大きなメリットが生まれます．もし，この2つが違う動きをするようであれば，特に顎運動の調整についてスムーズな補綴装置の製作は難しいのではないでしょうか．

●**上田**　現実問題として，フルカウンターのCAD/CAM修復だとしても，作業模型はあったほうがよいものができると感じています．特に連結も含む複数歯の補綴装置では顕著です．

●**筒井**　私もそう思います．単冠程度であれば，模型なしで製作も可能かと思いますが，大きなケースでは現状，作業模型がないと，口腔内で調整量が少ない補綴装置の製作は難しいと感じています．重ねてになりますが，少なくともポーセレンを築盛するPFZでは作業模型は必須，つまり実際の咬合器が必要ということになります．

●**重田**　最終補綴装置（**図84〜98**）の調整量はどうでしたか？

●**筒井**　全く無調整という訳ではありませんでした（**図99〜104**）．ただ，咬合接触点，ガイドともわずかな調整で済んでいます．また，大臼歯部を中心としてモノリシックジルコニアの部位も多いですが，機能的にも審美的にも患者さんには満足していただいています．

●**上田**　2つの症例を通じてですが，補綴装置の調整量を少なくするため，バーチャル咬合器は必要です．ただそれですべてが解決する訳ではありません．特に大きな範囲の補綴装置は実際の咬合器上での作業が必須だと思います．

　この分野は現在，日進月歩の状態です．たとえばCTと連動したCADなどが出始めており，バーチャル咬合器上のマウントの問題などは解決されていくかもしれません．今後の改善が待たれるところだと考えています．

3章　CAD/CAM＆マテリアル　文献

1) 伴　清治, 日高豊彦. 研究と臨床の第一人者が教える　CAD/CAMの効果的な使い方―最新データを臨床に活かすには？ 日本歯科評論. 2016；**76**（4）：29-69.
2) 末瀬一彦. CAD/CAM冠成功への秘訣. 日歯医会誌. 2017；**70**（3）：6-15.
3) 伴　清治. 高透光性ジルコニアの最新事情. QDT. 2017；**42**：100-109.
4) 日本接着歯学会編. 接着歯学　第2版. 医歯薬出版. 2015.
5) Seelbach P, Brueckel C, Wostmann B. Accuracy of digital and conventional impression techniques and workflow. Clin Oral Investig. 2013；**17**（7）：1759-1764.
6) Guth JF, Keul C, Stimmelmayr M, et al. Accuracy of digital models obtained by direct and indirect data capturing. Clin Oral Investing. 2013；**17**（4）：1201-1208.
7) Wiranto MG, Engelbrecht WP, Tutein Nolthenius HE, et al. Validity, reliability, and reproducibility of linear measurements of digital models obtained from intraoral and cone-beam computed tomography scans of alginate impressions. Am J Orthod Dentofacial Orthop. 2013；**143**（1）：140-147.
8) 風間龍之輔. CAD/CAMに適した支台歯形成① CERECにおける内面性インレー・アンレーの形成. デンタルダイヤモンド. 2009；**34**（10）：54-57.
9) 小池軍平.「すぐ割れた！すぐ欠けた！」といわれないためのオールセラミックスのかんどころ. QDT. 2013；38：167-180.
10) 増田長治郎. ジルコニアを理解し, 包括的に幅広く歯科臨床へ応用する. 日補綴会誌. 2012；**4**（2）：148-155.
11) 筒井昌秀, 筒井照子. 包括歯科臨床. クインテッセンス出版, 2003.
12) 筒井昌秀. イラストで見る筒井昌秀の臨床テクニック. クインテッセンス出版, 2004.
13) 大村祐進. より確実な印象採得を行うために. 日本歯科医師会雑誌. 2009；**61**（11）：61-70.
14) 水口俊介, 金澤　学. 補綴臨床におけるCAD/CAMワークフローの現状と未来　CAD/CAMによって全部床義歯製作のワークフローはどう変わるのか. 日補綴会誌. 2015；**7**（4）326-331.
15) McLaughlin JB, Ramos V Jr, Dickinson DP. Comparison of Fit of Dentures Fabricated by Traditional Techniques Versus CAD/CAM Technology. J Prosthodont. 2017 Nov 14. doi：10.1111/jopr.12604.［Epub ahead of print］
16) Contrepois M, Sireix C, Soenen A, Pia JP, Lasserre JF. Complete denture fabrication with CAD/CAM technology：a case report. Int J Esthet Dent. 2018；**13**（1）：66-85.
17) de Mendonça AF, Furtado de Mendonça M, White GS, et al. Total CAD/CAM Supported Method for Manufacturing Removable Complete Dentures. Case Rep Dent. 2016；2016：1259581. Epub 2016 Nov 16.
18) Wei L, Chen H, Zhou YS, et al. Evaluation of production and clinical working time of computer-aided design/computer-aided manufacturing（CAD/CAM）custom trays for complete denture. Beijing Da Xue Xue Bao Yi Xue Ban. 2017；**49**（1）：86-91.
19) Janeva N, Kovacevska G, Janev E. Complete Dentures Fabricated with CAD/CAM Technology and a Traditional Clinical Recording Method. Open Access Maced J Med Sci. 2017；**5**（6）：785-789.
20) 筒井武男, 筒井祐介. CADを応用した咀嚼運動の新しい解析方法. ザ・クインテッセンス. 2016；**35**（4）165-180.
21) 中野　充. 患者さんと心が通じ合う医療の実践―POSの考え方を導入して. 日本歯科評論.2004；**63**(1)：121-135.
22) 野田邦治. 少数歯残存症例におけるテンポラリーレストレーション. 日本歯科評論. 1986；**524**：77-93.
23) 村上和彦. その形成で十分な適合が達成できますか. In: 中尾勝彦, 中村公雄. 補綴臨床別冊　実力アップ支台歯形成. 1993. 医歯薬出版, 27-31.
24) 榊　恭範, 山本博文, 上村聖子. デンタルCAD/CAM GN・Iとグラディアによる当医院の審美修復治療. ジーシーサークル. 2004；(5)：24-27.
25) 小松智成, 大村祐進. 歯科治療 成功へのステップ　機能性, 審美性, 長期安定性を求めて. 日本歯科評論. 2009；**69**（9）：41-56.

4章 矯正

① 矯正総論／芳賀　剛
② 拡大床・トレーナーを用いた小児矯正／芳賀　剛
③ アライナーを用いた矯正治療／筒井祐介
④ ストレートワイヤー法・TADsを用いた矯正治療／中島稔博

矯正　文献

1 総論

● 歯科矯正の意義

　矯正治療においては，患者からの要求として審美的な問題に焦点が当たる傾向にある．そして，審美的に問題がある場合は機能的にも問題があることがほとんどである．すなわち，単に不正咬合による審美的な障害を取り除くのではなく，正常な口腔機能が営むことができる咬合を確立することも治療の目的であることを，患者によく説明する必要がある．この場合の機能的な問題とは，審美障害，齲蝕，歯周疾患，外傷，歯根吸収，咀嚼機能障害，筋機能異常，顎骨の成長障害，発音障害など，さまざまなものが挙げられる．

　まとめると，矯正治療の意義は小児期では顎や咬合の不正を早期に発見し，健全な咬合を確立できるように咬合誘導を行っていくことにある．また，成人した後の不正咬合に対しても，形態的・審美的な問題ばかりでなく，機能的・心理的な問題も解決することにあるといえる．

● 矯正治療の変遷

　矯正治療は古くはリボンアーチなどから始まり，エッジワイズ法やベッグ法などのマルチブラケット法へと進化しながら，さまざまな改良が重ねられ，進歩を遂げ続けている．

　以前の矯正装置において，歯軸のアンギュレーションやトルクコントロールは主にアーチワイヤーに組み込まれ，そのために，ワイヤーベンディングの技術が必須であった．しかし現在では，あらかじめブラケットにトルクやオフセット，インセット，アンギュレーションが組み込まれたブラケットを使用するストレートワイヤー法へと発展している．さらにはリガチャーワイヤーによる結紮を必要としない，よりシンプルなものへと変貌を遂げることで，複雑なワイヤーベンディングを行うことなく，比較的簡便に3次元的な歯の移動が可能となってきただけでなく，清掃性の面でも向上がみられる．また，アーチワイヤーにおいてもその物性にさまざまな改良が加えられ，比較的治療初期の段階でサイズの大きいワイヤーを装着が可能になり，早期からの3次元的な移動により治療期間の短縮も可能となってきた．

　矯正治療中のデメリットとして，治療中にブラケットが口元からみえるという審美的な問題があげられる．その問題の解決のために，舌側にブラケットを装着する舌側矯正が考案され，広く用いられるようになっている．

　また，現在では，ブラケットを使用しない「クリアアライナー」も登場した．クリアアライナーは，あらかじめ製作した模型をセットアップモデルのデータをコンピュータに取り込み，理想的な歯列と咬合関係をシミュレーションし，それに応じてアライナーが製作される．透明な樹脂を使用しているため審美的に優れており，その適応範囲も増加している．マルチブラケット法と比較して，クリアアライナーでは歯列弓の拡大が容易であることと，セットアップモデル上で設定した歯の位置に移動が可能であることがその大きな特徴といえる．

　クリアアライナーには，術前の診査でシミュレーションを行い治療終了までのすべてのアライナーを一度に製作するタイプと，来院ごとに印象採得を行ってその都度アライナーの製作をするタイプの2種類がある．アライナーを行いる矯正治療の欠点と

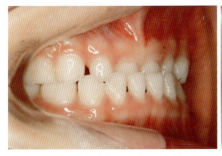 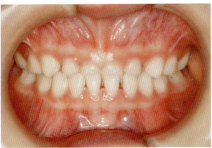 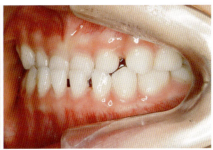

図1〜3 4歳，女児．前歯の噛み合わせが反対になっていることを主訴に来院

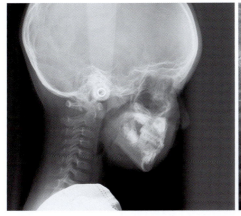 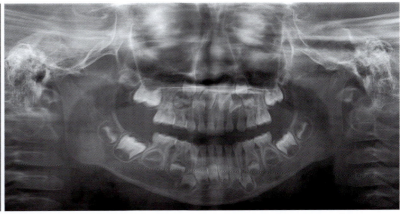

図4, 5 初診時のセファロ画像とパノラマX線写真

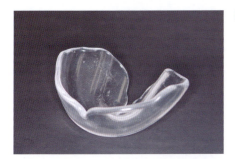

図6 ムーシールドを用いて歯列の改善を図った．同時にMFTも行っている

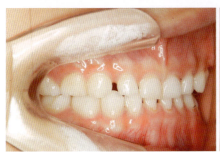 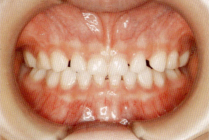 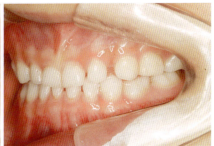

図7〜9 初診から13カ月経過．反対咬合も改善し，舌の位置も安定してきたので，治療終了とした

して，適応範囲がマルチブラケット法と比較して限られることや，患者の協力度が治療期間などに影響する点などがあげられる．

　以上のように，現代の矯正治療は，より簡便でシンプルな装置が開発され，一般歯科医にとってもより身近なものになりつつあるといえる．

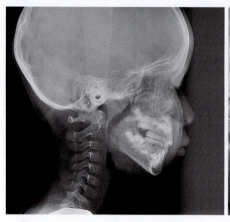 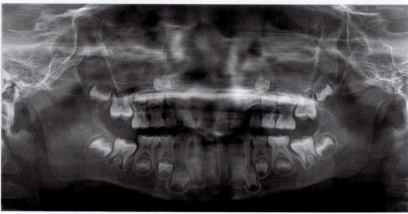

図10, 11 治療終了時のセファロ画像とパノラマX線写真

🟣 小児期の不正咬合に対するアプローチ

　小児期の不正咬合には複雑な問題が混在していることが多い．成長を正確に予測することが不可能であることや，遺伝的な要因も考えられるため，矯正治療を行うにしてもさまざまな方法を併用していかなければならない．

　反対咬合は比較的出現頻度の高い不正咬合であり，保護者の不正咬合への認識も高まっていることもあり，低年齢から治療を希望することも少なくない．この問題に対しては，咬合誘導や歯科矯正的な観点から早期に対応するか，経過観察とするかは，意見の分かれるところである．ある報告[1]によると，ヘルマンの歯齢ⅡAからⅢAに至るまでの反対咬合症例のうち，84.3％は自然治癒しなかったとある．そのため，反対咬合を有する小児に対しては，できるだけ早期に咬合の改善のために介入し，不正咬合を改善することは重要であるといわれている．その結果，審美的問題だけでなく，将来の永久歯列における不正咬合を予防することにもつながる．

　また，睡眠時や食事の際に舌を突出するような悪習癖があれば，開咬となることがある．指しゃぶりで前歯を押せば，押す方向により開咬や上顎前突，正中離開の原因になる．頬づえで顎に頭の重さが持続的に加われば，歯列が乱れたり，下顎の後退か咬合の問題が生じることもある．また，顎の大きさに対して歯が大きければ歯の並ぶスペースがなくなり，叢生になる．歯を抜いて狭い顎に合わせて歯を並べる方法もあるが，永久歯列になる前にアプローチすることで負のディスクレパンシーを解消し，永久歯の抜歯を免れる可能性を秘めている．

　以上のような永久歯列になる前の問題に対する代表的な装置として，拡大床，リンガルアーチ，ムーシールド，FKO，上顎前方牽引装置，ヘッドギアトレーナーなどがあげられる．本項ではムーシールドを用いた症例を示す（**図1〜11**）．これらの装置だけですべての問題を解決することは難しいため，セクショナルアーチやマルチブラケットシステムを将来的に併用することが多い．

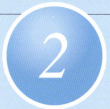

拡大床・トレーナーを用いた小児矯正

■ 拡大床・トレーナーを用いた症例

●上田　健全な咬合を獲得するために，小児期からの咬合へのアプローチは重要であると思います．そのためには，さまざまな装置を適切なステージで使用する必要があります．芳賀先生には拡大床とトレーナーを用いた治療方法について紹介をしてもらいます．症例の概要をお願いします．

●芳賀　患者さんは9歳の男児です（**図1～6**）．下顎の側切歯が舌側から萌えてきたこと，噛み合わせが深いことを主訴に来院された患者さんです．花粉症があり鼻がつまりやすく，うつぶせ寝で左側を下にして手を挟んで寝る癖がありました．

●上田　口腔内写真をみてみると，左側の歯が傾斜していますね．体癖を指導することも非常に重要だと思います．診断を教えてください．

●芳賀　はい．セファロ分析の結果，負のディスクレパンシーによる叢生，過蓋咬合で下顎の左方偏位を伴います．治療方針として，負のディスクレパンシーの改善のために歯列弓の拡大を拡大床で行い（**図7**），過蓋咬合と叢生に対してトレーナーを用いました（**図8**）．習癖の改善のために，習癖が歯並びに影響することを説明し，うつぶせ寝をやめるように働きかけを行うこととしました．永久歯列完成後，希望があればマルチブラケットにてⅡ期治療を行うことも説明しました．

●上田　トレーナーは筋機能装置であり，成長発育期の上顎前突，開咬，過蓋咬合，前歯部叢生やマルチブラケット装置との併用など，さまざまな症例において，多くの効果があるといわれています．

●芳賀　はい．小児の印象採得は時として困難なこともあるため，印象を採らないこともメリットだと思います．紛失時にもすぐに対応できますし，成長によるサイズ交換もスムーズに行えます．

●上田　では，症例の治療経過を教えてください．

●芳賀　まずは主訴である下顎の側切歯を唇側に移動するためのスペース獲得のため，下顎の拡大床を使用し，その後，上顎の拡大床も開始しました．舌を上に挙げる練習を行い，うつぶせ寝はやめるよう指導しています．スペースが獲得できてきたので，過蓋咬合と叢生の改善のためトレーナーを開始しました．

●上田　治療中，気をつけていたことはありますか？

●芳賀　リーウェイスペースを有効に利用して，永久歯への生え変わりが行われるように，乳臼歯のディスキングを行いました．成長による臼歯関係の変化も注意深く観察しました（**図9～13**）．

　また，永久歯列未完成であるため，パノラマX線写真で萌出状況を確認していました．その際，7̄ に比べて ⌐7 の歯胚の位置が低位であったため，定期的にパノラマX線写真を撮影しました．経年的に比較したところ，歯の萌出の傾向が認められたため，

症例

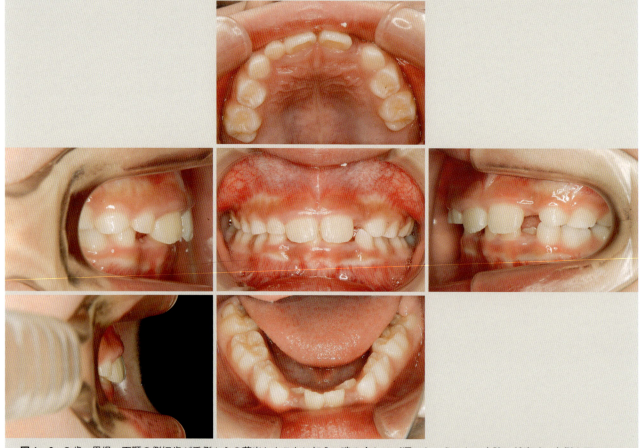

図1〜6 9歳，男児．下顎の側切歯が舌側からの萌出したことに加え，噛み合わせが深いということで来院．就寝時，左側を下にして寝る癖があった

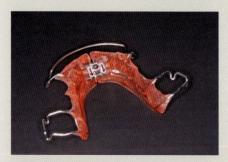

図7 負のディスクレパンシー改善のため，上下拡大床を使用した

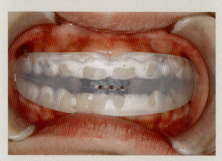

図8 その後，過蓋咬合と叢生改善のためトレーナーを用いた

4章 矯正

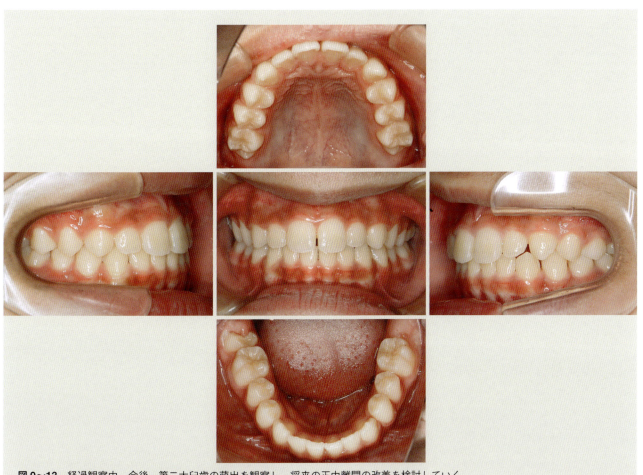

図9〜13 経過観察中．今後，第二大臼歯の萌出を観察し，将来の正中離開の改善を検討していく

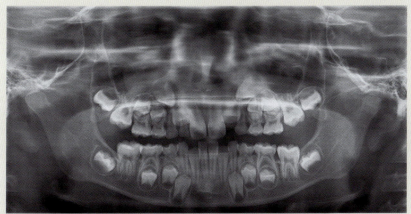

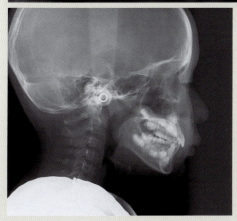

図14，15 9歳．拡大床開始時のセファロ画像とパノラマX線写真．3|3 の萌出方向に注意していく必要があった

115

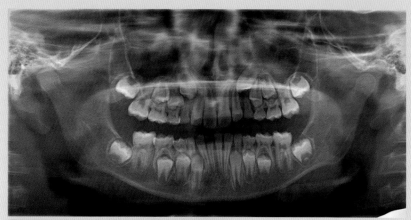

図16, 17 11歳．拡大床終了時のセファロ画像とパノラマX線写真

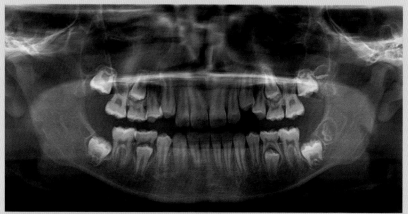

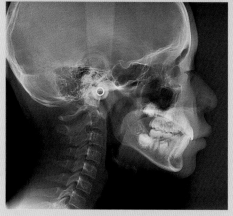

図18, 19 12歳．トレーナー開始時のセファロ画像とパノラマX線写真．3|3 は問題なく萌出してきている．上下顎の第二小臼歯，第二大臼歯の萌出を観察していた

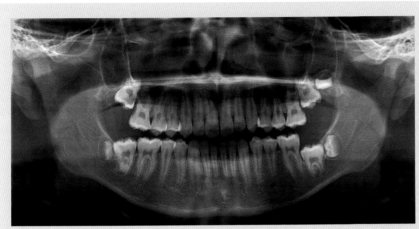

図20 14歳時のパノラマX線写真．⎿7の萌出が反対側と比べて遅いため，今後の経過観察の対象となる

経過を観察しています．未萌出の永久歯は，稀ではありますが，萌出せず開窓牽引が必要となるケースもあります．永久歯列前の患者さんは未萌出の永久歯にも注意を払う必要があると思われます（**図14〜20**）．

●**上田** 経過観察中の口腔内写真をみてみると，永久歯列は完成していませんが，良好な結果を得ていると思います．

今回提示していただいた症例をみての感想ですが，小児矯正は，成長という不確定な要素があるため，その時々で最適な装置を駆使し，体癖や習癖についても指導を行うことで，子どもたちを健全な歯列に導いていけるのだと思います．

3 アライナーを用いた矯正治療

■ 1：インビザライン矯正

●**上田**　矯正装置の種類としてはマルチブラケットが基本であり，主流であると思います．ただ，現在は多様な治療法や矯正装置が臨床応用されています．ここでは，そのなかの一つであるアライナーを用いた治療方法について紹介をしていきます．
　筒井先生，症例の概要をお願いします．

●**筒井**　患者さんは20歳の女性です．前歯の傾きが気になるとの主訴で来院されました（**図1～6**）．マルチブラケットを用いての矯正治療を説明しましたが，ワイヤーを装着することに対して主に審美面で難色を示したため，アライナーを用いてのアライメントを行うこととなりました．

●**上田**　アライナーを使用する一番のメリットは矯正装置が目立たないということだと思います．また患者さん自身で取り外しが可能なため，患者さんにとって自由度が大きい治療方法ですね．

●**筒井**　はい．ただ，自由に取り外せるというのはデメリットにもなり，使用時間など，ある程度患者さんの裁量に任せざるをえないこともあります．指定した装着時間を守らない場合は，当初計画したとおりに歯が動かないというケースもあると思います．

●**甲斐**　アライナーを使用する場合に，他に注意点はありますか？

●**筒井**　マルチブラケットに比べると基本的にアライナーは歯体移動が苦手です．そういった意味でトルクコントロールも得意ではないと考えています．傾斜移動を中心とした設計をする必要があり，抜歯ケースに適応するのは難しい場合もあると感じています．

●**上田**　実際にこの症例ではどうだったでしょうか？　まず，診断は？

●**筒井**　矯正的な診断として，水平的顎間関係としてはANB＋3.0°，垂直的には，FMA 29.0°と標準値内で，顎態はmesio facial patternとなります．大臼歯関係は左右側ともにAngle I級で，上顎中切歯は唇側傾斜をしており，U1 to A-Pog：111.5°で，値が大きいため前方位を呈しています．ただ，ナゾラビアルアングルが97.0°と標準値であり，上口唇の突出は認めていません．また上顎歯列弓幅径の狭小を認めています．診断としては，上顎中切歯の唇側傾斜を伴うAngle I級叢生のケースになろうかと思います（**図7，8**）．

●**上田**　前歯部の叢生が軽度ですし，上下口唇の突出も大きくないので，非抜歯で対応できる症例ですね．

●**筒井**　はい．歯列弓幅径の狭小もありましたので，患者さんの主訴である前歯部叢生の改善を拡大と前歯部のディスキングを併用し，インビザラインを用いて非抜歯で行うことにしました．

●**甲斐**　このケースではインビザラインを使用したということですが，インビザラインは他のアライナーと比べてどういった特徴がありますか？

●**筒井**　アライナーにはいくつかの種類がありますが，そのなかでもインビザライン

症例1

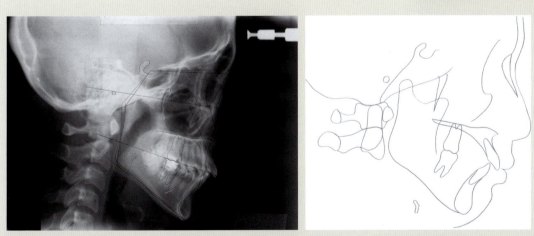

図1～6 初診時. 20歳女性で, 前歯のがたつきが気になるとの主訴で来院. 前歯部の唇側傾斜, 叢生や歯列全体の狭窄などが認められる

図7, 8 セファロ分析では, 水平的顎間関係としては ANB＋3.0°, 垂直的には, FMA29.0°と標準値内で, 顎態は mesio facial pattern である. 大臼歯関係は左右側ともに Angle I 級で, 上顎中切歯は唇側傾斜をしており, U1 to A-Pog：111.5°で, 値が大きいため前方位を呈している. ただ, ナゾラビアルアングルが 97.0°と標準値であり, 上口唇の突出は認めていない. 診断としては上顎中切歯の唇側傾斜を伴う Angle I 級叢生のケースとなる

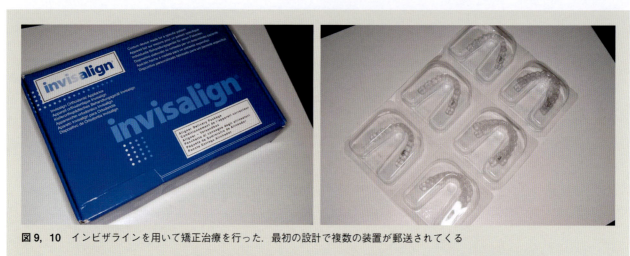

図9, 10 インビザラインを用いて矯正治療を行った．最初の設計で複数の装置が郵送されてくる

図11〜14 模型を分析し，歯の移動方向を設計する．クリンチェックを行い，最終の矯正装置を製作していく

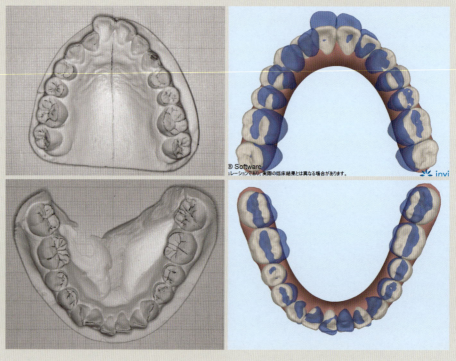

動画でチェック！
クリンチェック

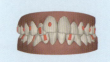

は矯正治療開始前の時点で，アライメント終了時までのセットアップ・設計をコンピュータ上で一気に行うことが大きな特徴だと思います．このため，最初に製作した作業模型から治療終了時までの装置を一度に製作します．このケースでは45個の装置（図9, 10）を製作しました．

●上田　診断・設計をして装置を製作してから患者さんには2週間に一度装置を取り換えていくだけなので，とても負担の少ない方法ですね．ただ，予定どおりにすべての歯が動かないケースもあり，その際は設計をやり直し，再度装置を作り直す場合もあります（図11〜14）．このケースでは最初の設計で最終のアライメントまで行ったとのことですが，治療期間はどのくらいかかりましたか？

●筒井　動的治療期間は1年9カ月です（図15〜21）．上下顎前歯部の叢生・唇側傾斜は改善し，上下顎歯列正中線も一致しています．また1歯対2歯の咬合関係も確立

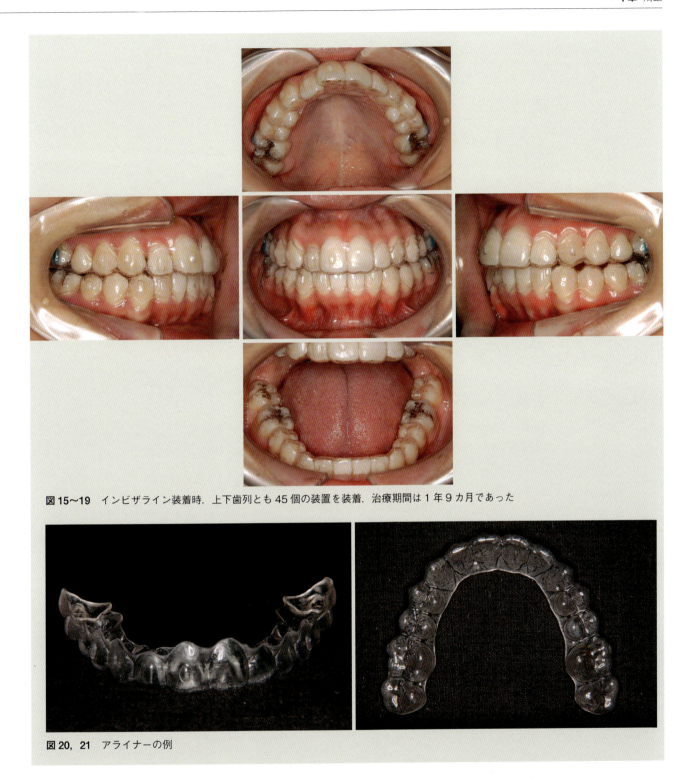

図15〜19 インビザライン装着時.上下歯列とも45個の装置を装着.治療期間は1年9カ月であった

図20,21 アライナーの例

できました.患者さんは大変満足され,動的矯正治療を終了し保定に移行しています（図22〜29）.

●**上田** 良好な治療結果を得られていると思います.アライナーは患者さんへの負担も術者への負担も少なく,非常に有用な矯正装置であると思います.ただ,マルチブラケットと比較して苦手な矯正力もありますので,適応症を見極めることが最も重要だと考えています.

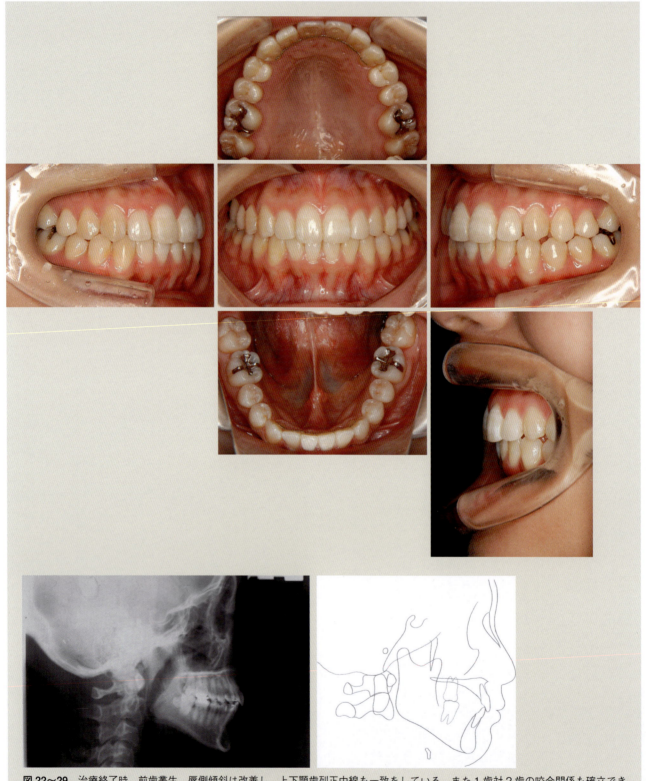

図22〜29 治療終了時．前歯叢生，唇側傾斜は改善し，上下顎歯列正中線も一致をしている．また1歯対2歯の咬合関係も確立できた．骨格系において変化はなかった．歯系の項目において，IMPAは96.5°から96.0°に，U1 to A-Pogは111.5°から105.0°に変化し，上下顎前歯の舌側傾斜を認めた．上下顎前歯の舌側傾斜に伴いinterincisal angleは113.0°から121.0°へと改善した

2：T-アライナー矯正の症例

●**上田** では，アライナーを使用した症例をもう1つ紹介してもらいましょう．前の症例はインビザラインを用いましたが，今回の症例は違う種類のアライナーを用いたということですね．まず，症例の概要を説明してください．

●**筒井** 患者さんは54歳の女性です．上顎右側の欠損部にインプラント治療を希望して来院されました．前歯部がクロスバイトになっており，また初診時口腔内診査の時点で，骨格性の3級傾向を強く疑いました（図30～44）．主訴のインプラント治療を行うにしても，歯列や顎位の改善が必須であると考えます．実際にセファロ分析では，上顎骨後方位・上顎前歯舌側傾斜を伴う骨格性また歯性の下顎前突症例であるとの診断となっています（図45, 46）．

●**上田** このようなインプラント治療を含む矯正治療は，それぞれのタイミングに苦慮する場合があります．一般的には，早期にインプラント治療を行ってバーティカルストップや固定源を早めに確立してから矯正治療を行うのか，または矯正治療を先行して行い，顎位やトゥースポジションを確実に決定してからインプラント埋入を行うのかという2つの考え方があると思います．

●**筒井** はい．このケースは顎位の偏位が大きいと予想し，早期にインプラント埋入を行いトゥースポジションを確定させることはリスクが高いと判断しています．ただ，臼歯部が欠損していたため，顎堤ごと固定源にできるT-アライナーを初期の矯正装置として選択しました．

●**甲斐** T-アライナーは顎堤から覆うような形態が特徴ですね．

●**筒井** T-アライナーのコンセプトは「床矯正装置の延長」という考えをもっていることです．どちらかというと，他のアライナーは「マルチブラケットの延長」だと思います．口蓋や顎堤も床によって覆うことによって，固定源として利用しています．作用・反作用が起きにくいので，アーチの形が変形しにくく，たとえば右側を拡大して，左側を縮小するといった移動も同時に可能です．矯正専門医の先生には不要なものかもしれませんが，矯正専門医でない先生が行う場合は有用なツールになりえると実感しています（図47, 48）．

●**上田** T-アライナーに不適応なケースというものはありますか？

●**筒井** 前の症例でお話しした抜歯ケースなどももちろんですが，傾斜の強すぎる歯，つまりアンダーカットが非常に大きい歯や歯冠長の短い歯にも不適応だと考えています．これはアライナー全般にいえることでもありますが．

●**上田** では，症例の治療経過を説明してください．

●**筒井** まず下顎にジャンピングプレートを装着し（図49～53），上顎にT-アライナーを用いて前歯部の被蓋を改善させたあと，マルチブラケットでアライメントを行っていきました（図54～58）．顎位は初診時，大きく右側に偏位しているようにみえましたが，実際に矯正治療を進めていくと，顎位は左側に変化をしていきました．

●**上田** インプラントの埋入は矯正治療終了後に行っていますね．

●**筒井** はい．義歯を装着しながら一定程度のバーティカルストップを確保して矯正治療を行えたこともあり，咬合も安定した状態であると矯正終了時に判断しました（図59～65）．そのため適切な埋入ポジションを得られたと考えています．

症例 2

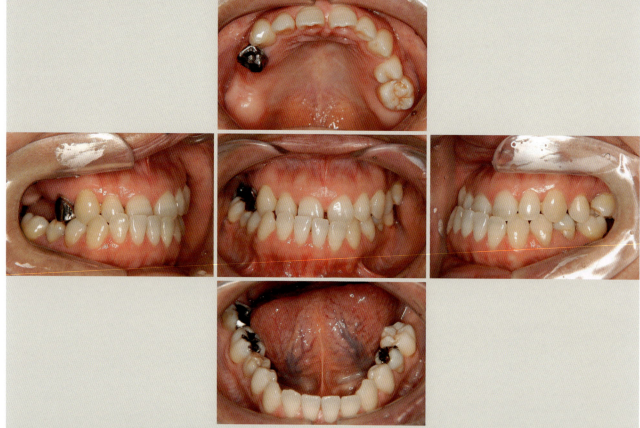

図 30〜34 初診時の口腔内写真．右側の前歯がクロスバイトとなっている．骨格性の 3 級傾向で，下顎が著しく右側に偏位し，右は 1 級，左は 3 級の咬合関係となっている．また上顎右側の遊離端欠損部位が主訴であった

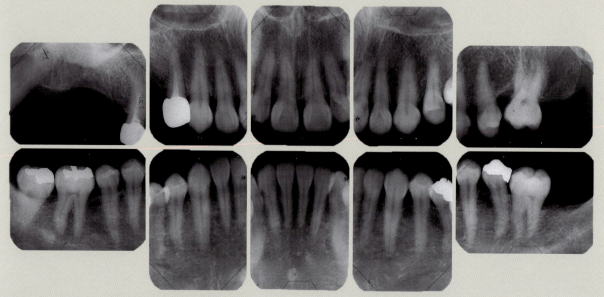

図 35〜44 デンタル X 線写真では顕著な齲蝕は認めない．6̲ の近心に軽度の垂直性骨欠損がみられるが，全顎的にはペリオの観点からも大きな問題はみられない

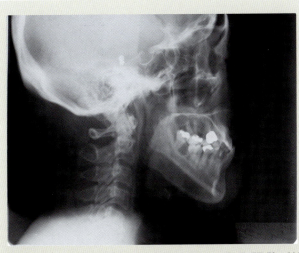
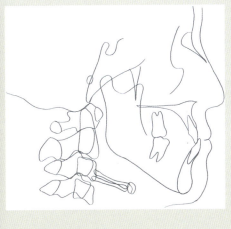

図45, 46 セファロ分析によると SNA 77.5°, SNB 77.5°, ANB 0°, FMA 34.0°, U1 to FH 103.4°, FMIA59.3° となっており, 診断としては上顎骨後方位・上顎前歯舌側傾斜を伴う骨格性また歯性の下顎前突のケースである

■ T-アライナーの設計と製作

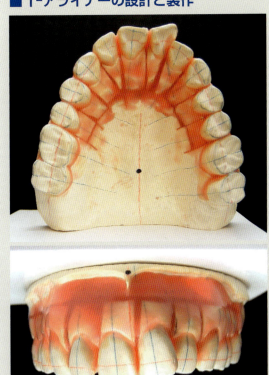
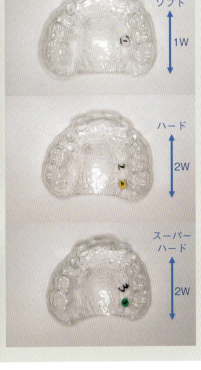

図47, 48 セットアップモデルを設計・製作し, その模型に基づいてアライナーを製作する T-アライナーは, ソフト・ハード・スーパーハードの3種類の装置を, 原則5週間1クールで使用する. そのため, 1クールごとに印象採得と模型製作を行い, セットアップを行える

●上田　治療終了時の口腔内写真をみると, 正中が1歯分ずれてはいますが, 初診時に比べてかなり咬合関係が改善できていると思います (**図66~80**).

●筒井　初診時の顎偏位量が大きく, 上下の正中が完全に一致するところまでは, 矯正できませんでした. ただ, 前歯のクロスバイトは解消し, ANBが0°から+0.5°となり改善していることから, 骨格性の3級治療では良好な結果だと考えています. 実際, 患者さんも治療結果について, 非常に満足をされていました.

■ T-アライナー装着

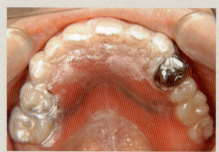

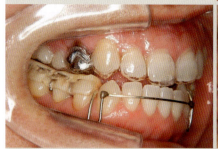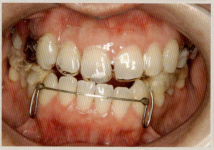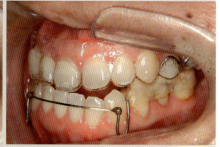

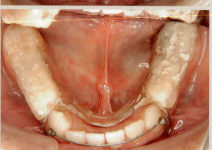

図49〜53　上顎にT-アライナー，下顎にジャンピングプレートを装着．T-アライナーは義歯も固定源になるよう義歯床ごと覆うように設計している．これにより前歯の被蓋の改善を図る

■ マルチブラケットによるアライメント

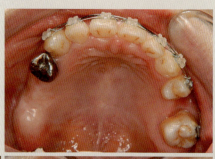

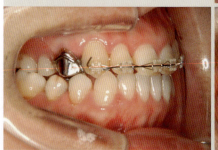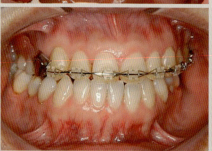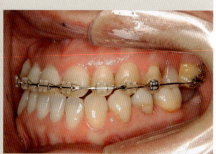

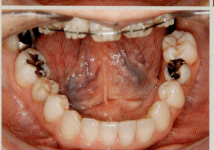

図54〜58　アライナーによりクロスバイトを改善させたあと，上顎のみマルチブラケットを用いてアライメントを行った

■矯正終了時

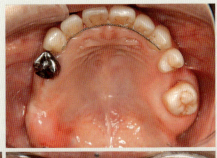
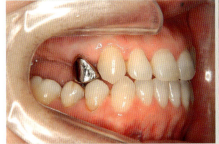
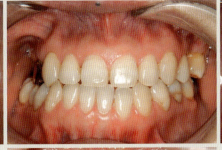
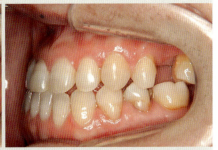
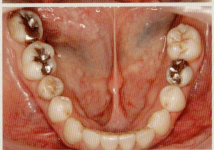

図59～63 矯正治療終了後に，上顎右側の欠損部に対してインプラント治療を，上顎左側の欠損部に対してブリッジによる歯冠修復を計画した

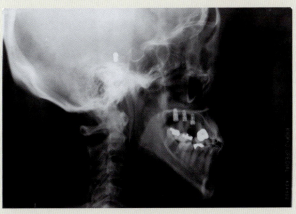
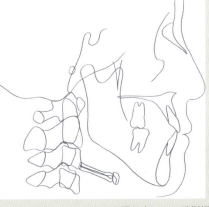

図64, 65 U1 to FH は 103.5°から 111.5°に，FMIA は 59.5°から 63.0°に変わっている．下顎前歯はやや舌側傾斜しているものの，上下顎前歯歯軸により前歯部反対被蓋を改善することができている．また，FMA が 34.0°から 36.0°へと下顎骨が時計回りに 2°回転したが，ANB が 0°から＋0.5°となり ANB も改善していることより，骨格性の 3 級治療では良好な結果と考えている

●**甲斐** 現在，経過が 9 年となっていますね（図81～95）．

●**筒井** はい．治療終了時と比べると，わずかに顎位が右側に偏位しています．また上顎右側のインプラントに少量の骨吸収像がみられます．普及当初の PFZ クラウンを用いておりますが，この部分も含めて大きな問題は出ていません．

●**上田** 今回提示していただいたアライナーを用いた 2 つの症例を通じての感想ですが，適応症をきちんと選べば，とても有用な矯正装置だと思います．2 症例目はイン

■治療終了時
（2009年5月）

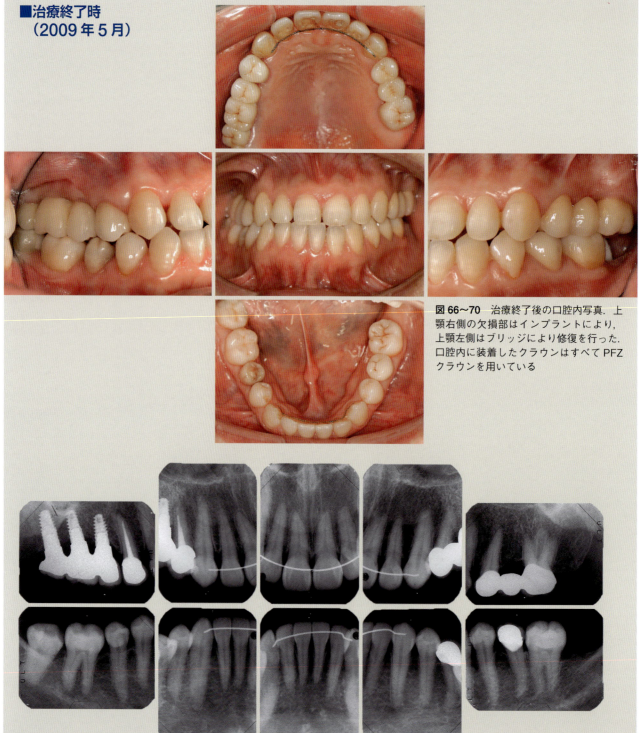

図66～70 治療終了後の口腔内写真．上顎右側の欠損部はインプラントにより，上顎左側はブリッジにより修復を行った．口腔内に装着したクラウンはすべてPFZクラウンを用いている

図71～80 治療終了時のデンタルX線写真．|6の垂直性骨欠損も改善が認められる

プラントと並行して行う矯正治療の一例として大変興味深いと感じました．矯正治療の基本はあくまでマルチブラケットですが，適材適所でアライナーを用いることで，より簡素で確実な矯正治療が行えると思っています．

4章 矯正

■初診から9年
（2016年6月）

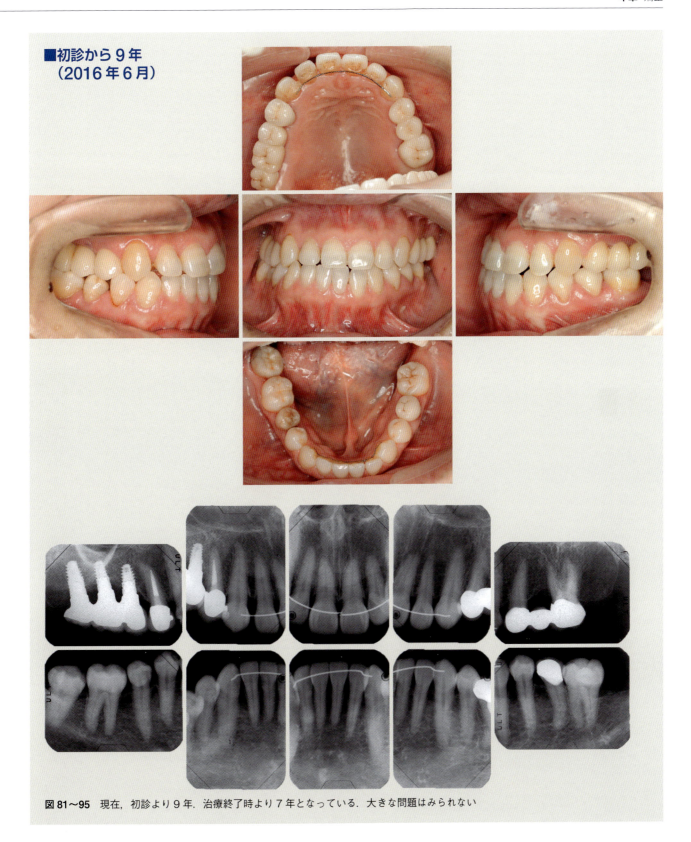

図81〜95　現在，初診より9年．治療終了時より7年となっている．大きな問題はみられない

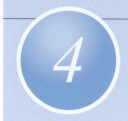

ストレートワイヤー法・TADsを用いた矯正治療

■1：ストレートワイヤー法とセルフライゲーションシステムを用いた症例

●上田　近年，矯正治療の装置もさまざまな形状のものが販売されるようになり，さらに簡便に矯正治療を行うことが可能となってきました．では，中島先生にストレートワイヤー法とセルフライゲーションシステムを用いた症例を提示していただきたいと思います．

●中島　はい，患者さんは16歳女性で，上顎前突を主訴に来院されました．臼歯の咬合関係はアングルⅠ級，オーバーバイト0mm，オーバージェット5mmで，上下顎ともにV字歯列を呈しており，上下顎前歯部に叢生が見られました．また，前歯部は舌癖による影響も関与していると思いますが，咬合しておらず，軽度の開咬状態を呈していました．口腔内写真（**図1～5**）では，咬合平面が左に傾斜，臼歯部は舌側傾斜しており，窮屈な咬合のような印象を受けました．

●上田　セファロによる分析ではどうでしたか？

●中島　リケッツ分析では，lower facial height（LFH）が53°で，dolico facial type，E-lineに対して上下顎の口唇が突出し，いわゆるbimaxの状態でした．ポリゴン表による分析結果では，ANBが8.7°で軽度の骨格性上顎前突を示し，SNBが71°と小さいことから，下顎が頭蓋に対して，後方に位置していることがわかりました．interisacisal angle 107°と鋭角になっており，上下顎前歯の唇側傾斜が認められました（**図6～9**）．骨格的な要素としては，やや下顎の劣成長はみられたものの，大きな問題はありませんでした．

●小松　顎関節などの症状はどうでしたか？

●中島　顎関節症状は特に認められませんでした．

●上田　この症例の診断に基づいて，注意すべき点はありますか？　教えてください．

●中島　アングルⅠ級，上下顎前歯の唇側傾斜と叢生を伴う上顎前突と診断しました．リケッツ分析でLFHがやや大きかったことから，咬合力が弱く，自然固定が弱いため，治療の進行に伴ってバイトが浅くなりやすいので，その点を注意しながら治療を行う必要があると思います．

●上田　それでは，実際に使用した装置について説明してください．

●中島　今回の症例では，トミー社のセルフライゲーションシステムを備えた，クリッピーCというブラケットとプリフォームドアーチワイヤーを用いて治療することにしました．

●上田　簡単にそのブラケットの説明をお願いします．

●中島　ブラケットのスロットは，0.018×0.025インチで，上部にシャッターのようなものが付属しています．このシャッターを下げることでリガチャーワイヤーなどを用

症例 1

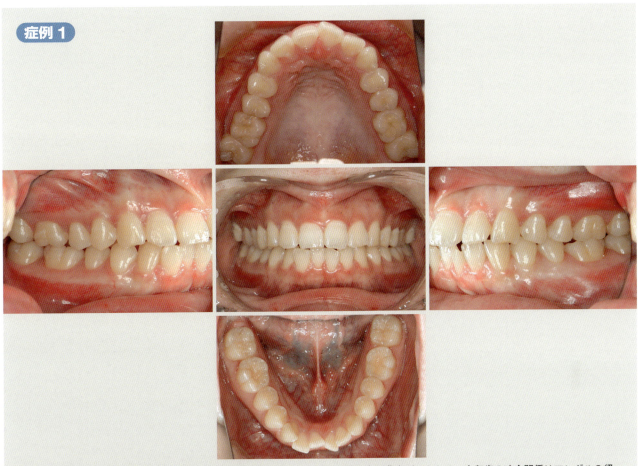

図1～5 初診時の口腔内写真．上下顎ともにV字歯列を呈しており，下顎前歯に叢生がみられる．大臼歯の咬合関係はアングルⅠ級，オーバーバイトは5 mm，前歯部は咬合接触しておらず，開咬状態を呈していた

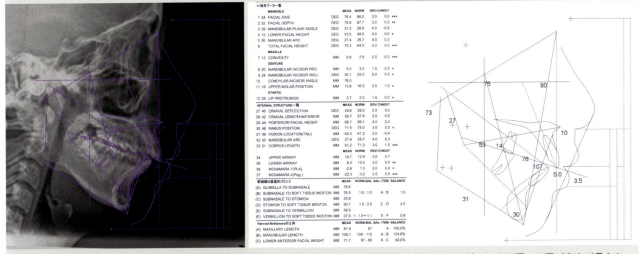

図6，7 側貌セファロ分析ではLFH（lower facial height）が53°でdolico facial type，E-lineに対して上下顎の口唇が突出が見られた

			NORM	S.D.	MEASURE			
01	Facial Angle	DEG	84.8	3.1	79.9	-,-	-,-	-,-
02	Convexity	DEG	7.6	5.0	17.9	-,-	-,-	-,-
03	A-B Plane	DEG	-4.8	3.5	-14.8	-,-	-,-	-,-
04	Mandibular Plane	DEG	28.8	5.2	31.3	-,-	-,-	-,-
05	Y-Axis	DEG	65.4	5.6	71.7	-,-	-,-	-,-
06	Occlusal Plane	DEG	11.4	3.6	19.0	-,-	-,-	-,-
07	Interincisal	DEG	124.1	7.6	107.5	-,-	-,-	-,-
08	L-1 To Occlusal	DEG	23.8	5.3	31.0	-,-	-,-	-,-
09	L-1 To Mandibular	DEG	96.3	5.8	108.8	-,-	-,-	-,-
10	U-1 To A-P Plane	MM	8.9	1.9	10.8	-,-	-,-	-,-
11	FH to SN Plane	DEG	6.2	2.9	7.8	-,-	-,-	-,-
12	SNA	DEG	82.3	3.5	80.0	-,-	-,-	-,-
13	SNB	DEG	78.9	3.5	71.3	-,-	-,-	-,-
14	SNA-SNB Diff.	DEG	3.4	1.8	8.7	-,-	-,-	-,-
15	U-1 to N-P Plane	MM	11.7	2.7	16.8	-,-	-,-	-,-
16	U-1 to FH Plane	DEG	111.1	5.5	112.4	-,-	-,-	-,-
17	U-1 to SN Plane	DEG	104.5	5.6	104.6	-,-	-,-	-,-
18	Gonial Angle	DEG	122.2	4.6	118.0	-,-	-,-	-,-
19	Ramus Inc.(FH)	DEG	2.9	4.4	-3.3	-,-	-,-	-,-
20	SN-NF	DEG	8.3	2.5	14.9	-,-	-,-	-,-

図8 ポリゴン表による評価では，ANBが8.7°で軽度の骨格性上顎前突を示し，SNBが71°，下顎が頭蓋に対して後方に位置していた．interisacisal angle 107°と鋭角になっており，上下顎前歯の唇側傾斜が認められた．L-1 to mandibularが108°で，下顎前歯の唇側傾斜がやや大きかった

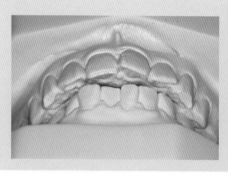

図9 模型を観察すると，このように上下顎前歯のカップリングがない状態であった

いることなくワイヤーをブラケットに固定することができます（**図10〜12**）．ラウンドワイヤーと角ワイヤー挿入時でそれぞれ内部のフリクションが変化するように設計されており，あらかじめ，オフセットやインセット，トルクが設定されており，順次ワイヤーのサイズを上げるだけでよいため，チェアタイムが大幅に短縮されます（**図13〜15**）．

●**上田** 以前は，ワイヤーベンディングや，リガチャーワイヤーによる結紮にかなり時間を要していましたが，チェアタイムが短縮されるのは大きいですね．

それでは具体的な治療手順を説明してください．

●**中島** まず，上顎にブラケットをDBS（direct bonding system）で装着し，上顎のコントロールから始めました（**図16〜20**）．イニシャルワイヤーは0.014インチのNi-Tiラウンドワイヤーのプリフォームドアーチを使用してレベリングを開始しました（**図21**）．

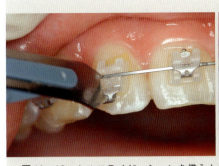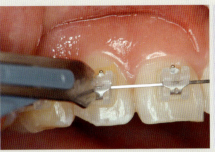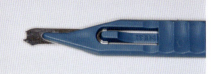

図10〜12 セルフライゲーションを備えたブラケット．このようにシャッターのような機構になっており，専用のツールで開閉することで，アーチワイヤーをブラケットに装着することができる（使用したブラケットはクリッピーC［トミーインターナショナル］）

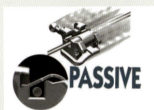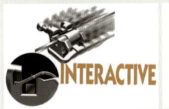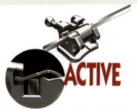

図13〜15 このようにワイヤーのサイズや形状に応じて，スロット内の遊びがコントロールされるように設計されている（使用したブラケットはクリッピーC［トミーインターナショナル］．トミー製品カタログより許諾を得て掲載）

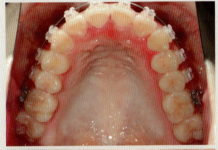
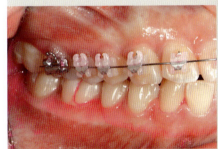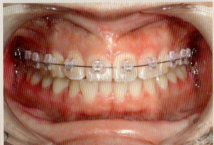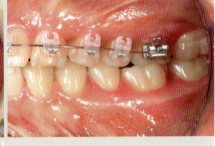
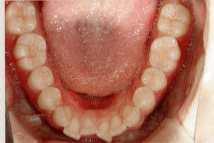

図16〜20 まず，上顎にブラケットを装着し，レベリングを開始した．イニシャルワイヤーは0.014インチのプリアーチドフォームのNi-Tiラウンドワイヤーを用いた

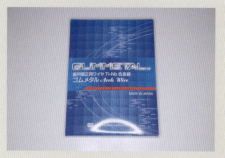

図21 0.018×0.025インチプリアーチドフォームのゴムメタルワイヤー（ロッキーマウンテンモリタ）．非常にフレキシブルにできており，ある程度のレベリングが終了したら，サイズアップを順次行うことなく装着できる

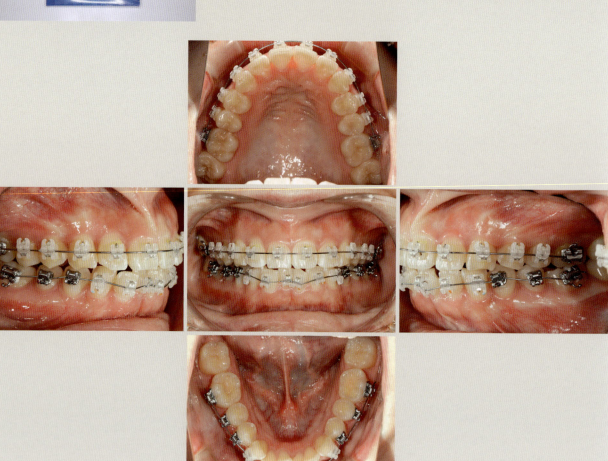

図22〜26 上顎がある程度レベリングしたところで，下顎にもブラケットを接着し，同様にレベリングを開始

　来院間隔は4週間ごととし，2回目の来院時に0.016インチのワイヤーに交換し，レベリングを進めました．

●**上田**　上顎を先にレベリングした理由はなんですか？

●**中島**　上顎を先にレベリングすることで，ある程度干渉が取れて，下顎位が変化することがあるためです．

●**上田**　上下顎同時にスタートすると，顎位の変化が見極めにくいということですね．

●**中島**　はい．上顎がある程度レベリングされた段階で，下顎にもブラケットを装着し，レベリングを開始しました（**図22〜26**）．同様に0.014〜0.016インチのプリアーチドフォームのNi-Tiラウンドワイヤーを用いました．上下顎のレベルが揃った段階で，0.016×0.022インチのNi-Tiプリアーチドフォームタイプのレクトアンギュラー

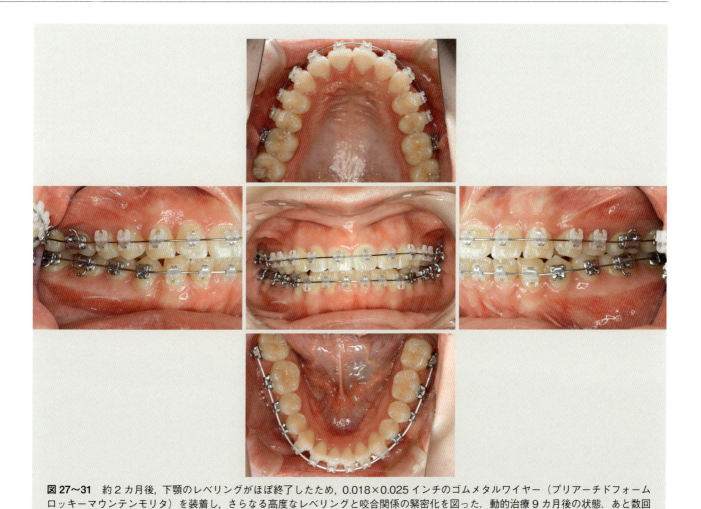

図27〜31 約2カ月後,下顎のレベリングがほぼ終了したため,0.018×0.025インチのゴムメタルワイヤー(プリアーチドフォームロッキーマウンテンモリタ)を装着し,さらなる高度なレベリングと咬合関係の緊密化を図った.動的治療9カ月後の状態.あと数回の来院で装置を外す予定にしている

ワイヤーに交換し,さらなるレベリングを行いました.このブラケットは,ワイヤーサイズが上がるにつれて,ブラケットのスロットにポジティブフィットするように設計されており,ワイヤーベンディングなしでトルクコントロールができますので,非常に簡単ですが,まれに自分でコントロールしなければならないこともあります.

●上田 ワイヤーベンディングが必要ないのはチェアタイムの短縮につながりますね.仕上げのワイヤーのサイズはどのくらいですか?

●中島 0.018×0.025インチのプリフォームドアーチのゴムメタルワイヤーを用いました(図27〜31).

●小松 ゴムメタルワイヤーの使用感はどうでしたか?

●中島 非常にフレキシブルなので,0.016×0.022インチの次にフルサイズのワイヤーをスロットに挿入可能ですので,治療期間が短縮されました.さらに,ゴムメタルはベンディングが可能ですので,若干の微調整にも対応できます.

●上田 矯正の器具も進歩して,治療期間も短縮されるのは,患者さんの負担も少なくてよいですね.

症例 2

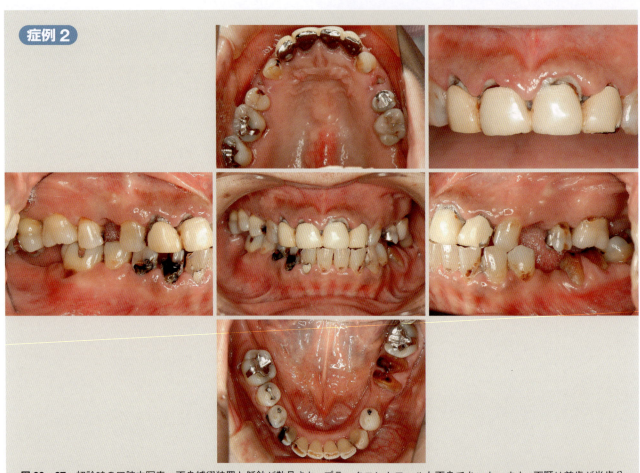

図32〜37 初診時の口腔内写真．不良補綴装置と齲蝕が散見され，プラークコントロールも不良であった．また，下顎は前歯が半歯分ほど左側に偏位していた

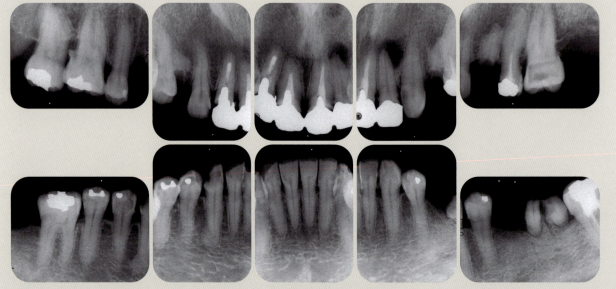

図38〜47 初診時のデンタルX線写真10枚法．$\overline{4}$，$\overline{6}$は残根状態で保存不可能と判断した．$\overline{2}$には大きな根尖病変が存在し，不良補綴装置および根管治療の不備が認められた．$\overline{7\,6}$間には歯槽骨の吸収も認められた

2：TADs を用いた症例

●上田　インプラントアンカーを用いた skeletal anchorage system（SAS）や，tem-

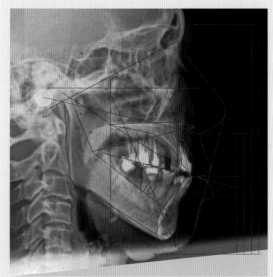
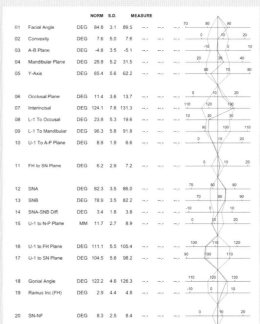

図 48, 49 矯正治療開始時の LA セファロ．Facial angle がやや大きく，下唇の E-line に対する突出がみられた

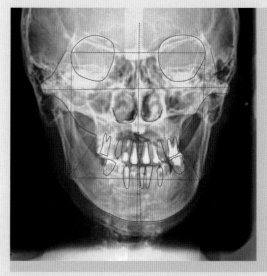

図 50, 51 PA セファロでは下顎が頭蓋に対して左側に変位しており，骨格的な不正があることがわかった

porary anchorage device system（TADs）を用いた治療も盛んに行われるようになってきました．それでは TADs を用いた症例を提示していただきたいと思います．

●**中島** 患者さんは60歳女性で，歯茎の腫れが気になる，全体を治療したいとの主訴で来院されました．全顎的に齲蝕と不良補綴装置が認められ，咬合関係は前歯部クロスバイトを呈していました（**図32〜47**）．

●**上田** 骨格的な不正も疑われそうですね．

●**中島** はい．咬合平面は右上がりになっており，正中は上顎の正中に対して，下顎は半歯分ほど左側に偏位しており，右側は下顎臼歯部が挺出しているような状態でした．セファロを撮影したところ，PA にて下顎骨の非対称が認められました（**図48〜51**）．

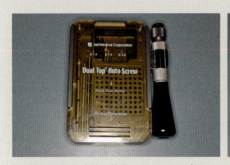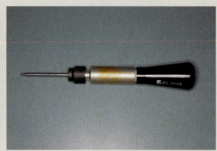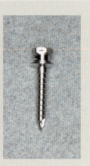

図 52～54 当院で使用しているインプラントアンカースクリュー（プロシード：La Forte system）

●上田　いわゆる顎変形症の状態ですね．矯正治療が必要と思いますが，どのような治療手順か説明してください．

●中島　まず不良補綴装置の除去と歯周基本治療を行いました．同時にスプリントを装着し，顎位の診査をしたところ，なかなか顎位が変化しませんでした（**図 55, 56**）．そこで，まず上顎にワイヤーを装着し，レベリングすることで，干渉の除去を試みました．

●上田　顎位の変化はありましたか？

●中島　それが，あまり大きな変化はありませんでした．顎変形症の可能性が高いと判断し，下顎にもワイヤーを装着し，咬合平面の是正を試みることにしました．

●上田　圧下が必要だと思われますが，どのような装置を用いましたか？

●中島　この症例では，テンポラリーアンカレッジデバイス（プロシード Le Forte system：プロシード，**図 52～54**）を用いて固定源を歯槽骨に求めて，圧下を試みることにしました（**図 57～65**）．下顎をある程度レベリングした後に，6|遠心にアンカースクリューを埋入し，角ワイヤーに交換後，4|近心にフックを装着し，パワーチェーンにて牽引を行いました．左側は，|4 近心にフックを装着，|7 近心にアンカースクリューを埋入し，後方に歯列を牽引することで，クロスバイトの改善を試みました（**図 66～69**）．

●上田　アンカースクリューを埋入する際の注意点などはありますか？

●中島　歯槽骨に垂直的に埋入するのではなく，傾斜して埋入することで，スクリューの接触面積が増加し，脱落に抵抗するといわれています．本症例でも傾斜埋入としました．

●上田　下顎臼歯部はなかなか圧下が難しいと聞きますが実際はどうでしたか？

●中島　下顎臼歯部でしたので，圧下には少し苦労しました．骨質などにも影響を受けるのではないかと思いますが，上顎に比較して，下顎は圧下が難しいと症例を通して感じました．ある程度クロスバイトが改善したところで，左側にインプラントを埋入し，二次手術後，インプラントを固定源とし，さらにレベリングと，クロスバイトの改善を試みました．その後，臨床的歯冠長延長を目的に，上顎前歯部に歯周外科を行い，プロビジョナルレストレーションを装着しました（**図 70～75**）．

●上田　骨格的な不正があるので，なかなか正中線を揃えるのは難しそうですね．

●中島　はい，とにかくアンテリアガイダンスを確保したかったので，正中重視とい

4章 矯正

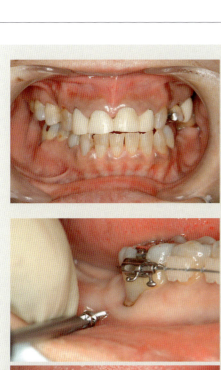
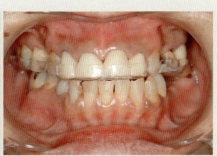

図55, 56 テンポラリークラウンに置換しながら、歯周基本治療と根管治療を行った。その後、スタビライゼーション型スプリントにて顎位を診査したが、大きな変化は認められなかった

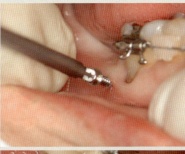
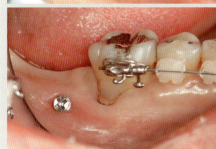
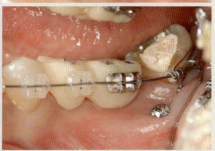

図57〜60 テンポラリーアンカレッジシステムの埋入の様子。まず、歯槽骨に対して直角的に埋入し、スターティングポイントを形成した後に約45°に傾斜させて埋入を行った。6|6 遠心相当部に1本ずつ埋入し、下顎臼歯の圧下を試みた

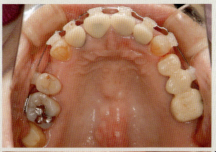
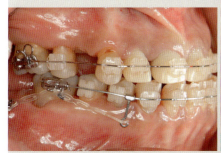
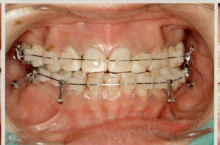
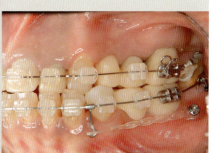
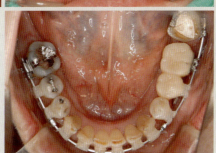

図61〜65 0.016×0.022インチの角ワイヤーにフックをクリップし、TADsにて圧下を試みた。左側はクロスバイト改善を目的に、後方への牽引を試みた

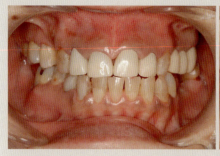 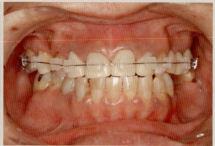

図66, 67 まず，上顎からレベリングを開始し，下顎の変位を確認した

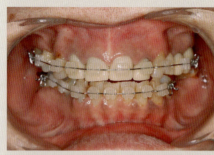 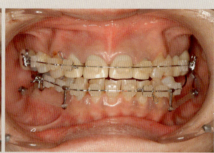

図68, 69 上顎のレベリングがある程度進んだ段階で，下顎にもブラケットを装着し，レベリングを開始．その後，TADsにて圧下した下顎歯列の後方移動を試みた

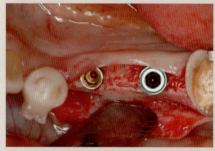 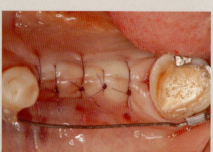

図70, 71 矯正治療がある程度進行した段階で，大きな顎位の変化がみられなかったため，臼歯部の早期咬合支持を確保するためにインプラントを埋入した

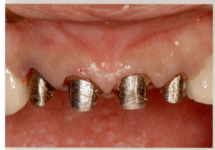 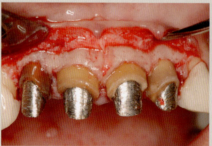 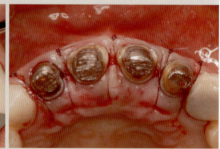

図72〜74 上顎前歯部に対しては，臨床歯冠長の獲得を目的に歯周外科処置を行った

うよりは前歯部の被蓋関係の改善を主な目的に移動を行いました．治療中の診査でも，顎関節症状がなかったことと，スプリントによる顎位の診査でも大きな変化はみられませんでしたので，今回はこの顎位で最終補綴装置を作製することにしました（**図76〜90**）．

●**上田** バランスがもう少しとれればよかったと思いますが，骨格的な問題があるので多少厳しい症例だったかもしれませんね．

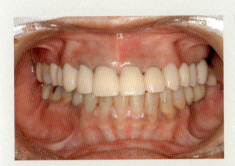

図75 矯正治療終了後,暫間修復物を装着し,咬合関係の模索を行った

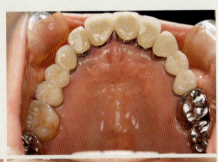

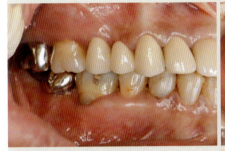 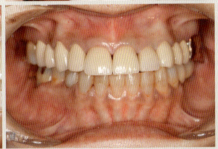 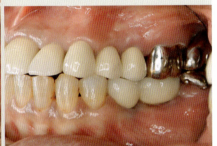

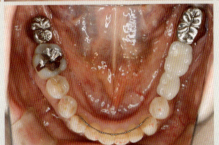

図76〜80 治療終了時.骨格的な不正があったため咬合平面や正中のバランスをとるのに限界があり苦慮したが,なんとか被蓋関係とアンテリアガイダンスを確保できた

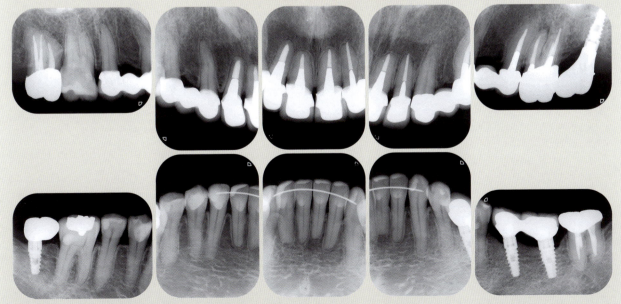

図81〜90 術後のデンタルX線写真.|2 の根尖病変は縮小してきている

4章 矯正 文献

1) 飯塚哲夫, 岩澤忠正, 瀬端正之ほか. 歯科矯正学 第3版. 医歯薬出版, 1991.
2) 中原弘美, 多賀谷正俊, 西田宜弘ほか. 機能的矯正装置ムーシールドによる反対咬合小児の治療効果と歯列・歯槽部の形態的変化. 小児歯科学雑誌. 2013；**51**（4）：429-439.
3) 山本貴子. マルチファミリーを応用した患者の治療効果について. 臨床矯正ジャーナル. https://www.rmmc.co.jp/doc/Yamamoto_multi.pdf
4) 永原邦茂, 飯塚哲夫. 乳歯反対咬合者の咬合推移－乳歯反対咬合の自然治癒を中心として―. 愛院大歯誌. 1992；**30**：223-229.
5) 与五沢文夫. Edgewise System vol.1 プラクシスアート. クインテッセンス出版, 2001.
6) 桑原洋助, 柴﨑好伸, 出口敏雄編. 一から学ぶ矯正歯科臨床. 医歯薬出版, 1998.
7) 葛西一貴ほか. 歯科矯正学 第4版. 医歯薬出版, 2001.
8) 下野正基, 前田健康, 溝口 到編. 歯の移動の臨床バイオメカニクス 骨と歯根膜のダイナミズム. 医歯薬出版, 2006.
9) 筒井昌秀, 国賀就一郎, 小松智成. 咬合崩壊ケースへの機能, 審美的アプローチ―咬合, 審美を確立した咬合再構成の方法を探る―. ザ・クインテッセンス. 2005；**24**（5）：42-71.

5章 骨増生＆ガイデッドサージェリー

1. 骨増生＆ガイデッドサージェリー総論／白土　徹
2. GBRを用いた骨増生症例／樋口琢善
3. ガイデッドサージェリーを用いたインプラント治療／田中憲一

骨増生＆ガイデッドサージェリー　文献

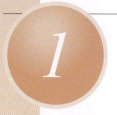

総論

はじめに

インプラント治療を行う際，フィクスチャー埋入予定部位に十分な骨量がない場合に，骨増生の必要性が高くなる．欠損部の狭小化した顎堤に対し，水平的・垂直的にある程度自由自在に骨組織をつくれたら，どんなにインプラント臨床が楽になるだろうか？ 骨増生を成功させるには，骨再生のメカニズムを熟知したうえで，患者の状況（喫煙の有無，全身の状態など）や，欠損部の診査・診断（CTによる画像診断），適確な手術手技（フラップデザイン，減張切開，縫合），骨再生材料（遮断膜，骨補填材，成長因子）など，さまざまな要素を考慮する必要がある．また近年においては，従来の方法に加えて新たな手技や材料を用いた方法も報告されている．

本章では，CGFやPRGFなどの多血小板血漿を用いた新たなGBRの症例や，インプラント治療におけるコンピュータガイド手術の症例を提示していく．

骨増生の歴史

インプラント治療の適応症拡大のための骨増生の歴史は古く，1980年から1990年代始めよりさまざまな手法が考案されてきた．自家骨ブロックを用いた水平的・垂直的な骨移植や，上顎洞底挙上術（ラテラルウィンドウテクニック），仮骨延長術などである．同時期にはバリアメンブレン（遮断膜）を使用する骨再生誘導法（GBR）の概念も導入された．さらに2000年代半ばには成長因子の一つであるPDGF（血小板由来成長因子）をはじめ，BMP-2，BMP-7やFGF-2なども海外において製品化されている（日本国内では未承認）．

一方で，自己の血液から分離した多血小板血漿の骨再生への応用も，PRPが1990年代にマイアミ大学のRobert E. Marxらによって臨床応用され，そこから派生した血小板濃縮液として，2001年にはPRGF，2004年にはCGF/PRFが臨床応用され始めた．

骨増生の手法

骨増生の手法には表1に示すような術式があげられる．一般臨床医にとってブロック骨を用いた骨増生はハードルが高いが，埋入したインプラントの頬側にわずかに骨の厚みが足りない場合には，周囲からスクレイパーなどで自家骨を採取し移植を行う方法が簡便である（図1～7）．

遮断膜を用いたGBRは，インプラント埋入前にあらかじめ行う段階法か，埋入と同時に行う同時法に分けられる．骨欠損の範囲が水平的・垂直的に大きくインプラントの初期固定が得られない場合は，段階法で行うことでリスクを減らすことが推奨される（図8～17）．

表1　骨増生の手法
①骨移植（粉砕骨移植，ブロック骨移植など）
②GBR〜遮断膜の使用（吸収性膜，非吸収性膜）
③上顎洞底挙上術（ラテラルアプローチ，クレスタルアプローチ）
④仮骨延長法（歯槽骨延長法）

5章 骨増生 & ガイデッドサージェリー

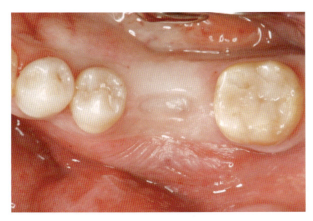

図1 骨移植のケース．術前の欠損部の状態．6⏌は歯根破折のため抜歯となった．写真は抜歯後2カ月経過時の状態である．頰側骨の軽度の吸収を認める

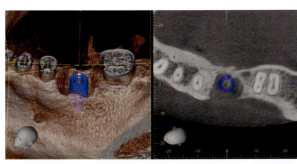

図2 抜歯前のCT画像では，近心根周囲に根分岐部から頰側辺縁にかけて骨吸収像を認める．インプラント埋入前のCT検査とシミュレーションより，インプラント埋入部位頰側に骨移植が必要であると診断した

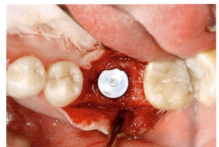
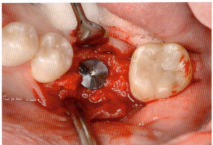
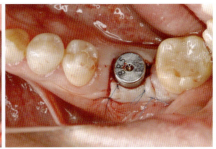

図3，4 インプラント埋入時に，術前の予測どおり頰側にわずかに骨の厚みが足りなかった．そこで周囲からスクレイパーにて自家骨を採取し骨移植を行った．減張切開は行っていない

図5 埋入より2カ月後に二次手術を行った．インプラント頰側には十分な厚みの骨を認める．インプラント周囲に角化歯肉を温存するため，歯肉弁を根尖側に移動した

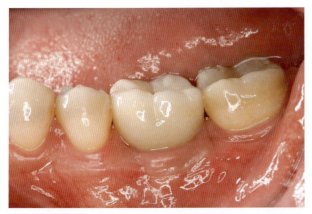
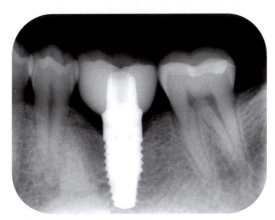

図6 最終補綴装置を装着した．隣在歯と調和のとれた補綴装置が装着されている

図7 術後のデンタルX線写真

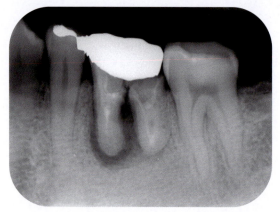

図8 GBRを用いた症例. 術前のデンタルX線写真. 6̲ は歯根破折のため抜歯と診断した

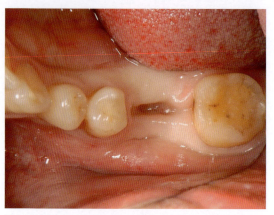

図9 抜歯後2カ月経過時の状態. 抜歯窩と頬側の歯槽堤は大きく陥没している

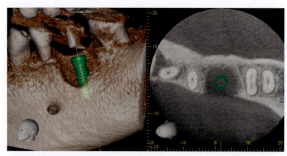

図10 歯根破折を起因とする炎症により, 頬側歯槽骨の吸収が著しく, 骨増生が必要である

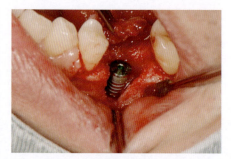

図11 インプラント埋入と同時にGBRを行った. 初期固定はインプラント先端部で十分に得ることが可能であった

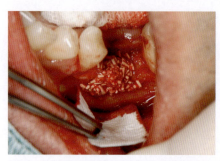

図12 骨欠損部に血液と混和した骨補填材を填入し, 吸収性コラーゲンメンブレンで被覆する

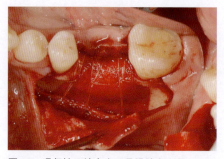

図13 吸収性の縫合糸で骨膜縫合を行い, メンブレンを固定した

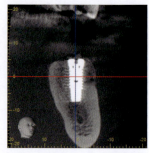

図14 インプラント頬側には十分に骨増生されていることが確認できる

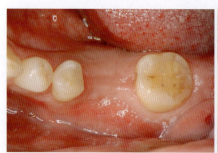

図15 免荷期間を4カ月おいてから二次手術を行った

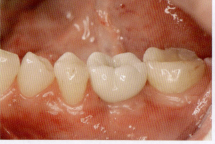

図16 最終補綴装置はフルジルコニアクラウンを選択し, スクリュー固定式とした

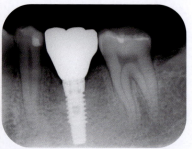

図17 補綴装置の適合は良好である

コンピュータガイド手術（ガイデッドサージェリー）とは

　コンピュータガイド手術（以下，ガイデッドサージェリー）とは，CTなどによって口腔内の3次元的な位置関係を読み取り，そうしたデータからインプラントの埋入ポジション，アバットメントおよび補綴装置の設計や選択を行い，それまで得られた情報をもとに外科用テンプレートを製作，シミュレーションどおりにインプラント埋入を行う手術のことである．

　本法は「動的」なものと「静的」なものに分けられる[1]．「動的」なものは，CTデータから直接インプラント埋入位置を仮想する外科用ナビゲーションシステムを使用するもので，術中に埋入位置を変更することもできる．ただ，われわれが日常臨床で用いるのは「静的」なタイプのものとなる．事前のシミュレーションをもとにアバットメントや補綴装置，インプラントの埋入位置を決め，それをもとに外科用テンプレートを製作して手術を行うものであり，この場合は埋入位置の変更は原則としてできない．

　いずれにせよ，フリーハンド，あるいは従来型の外科用ステントを用いた埋入手術に比べ，理論的には精度の高い埋入が可能で，術者の臨床経験が少ない場合でも埋入のズレは少なくできる[2,3]．ただし，実際にはテンプレート製作段階での人的エラーや口腔内の状態によっては固定が難しくなることもあり（特に無歯顎の場合），注意が必要である[4,5]．

　本法で用いる外科用テンプレートは，「粘膜支持タイプ」，「歯支持タイプ」，「歯-粘膜支持タイプ」，「骨支持タイプ」に分けられる（**図18**）．加えて，ドリリング方式の違いから「スリーブ交換タイプ」と「ワンスリーブタイプ」（**図19**）に分けられる．歯支持タイプのものがもっともズレが生じにくく，再現性が高いと感じられるが，まずはそれぞれの特徴を十分に理解したうえで臨床応用することが肝要である．

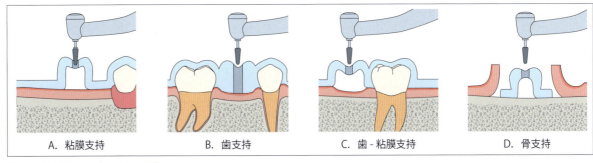

図18　外科用テンプレートの種類

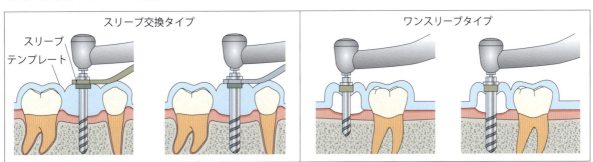

図19　左がスリーブ交換タイプ，右がタイプワンスリーブタイプ．スリーブ交換タイプではドリルのサイズに合わせてスリーブ（図中では黄色と青色で示されているもの）を変える必要があるが，ワンスリーブタイプでは使用する一連のドリルを，ドリルのサイズに関わりなく一つのスリーブで固定しながらドリリングできる

② GBR を用いた骨増生症例

■ 1：多血小板血漿を用いた症例

●上田　樋口琢善先生には骨再生誘導法（Guided Bone Regeneration：GBR）について，症例を提示していただきます．

●小松　GBR を行う場合，どのようなことに注意していますか？

●樋口　GBR を行う際，何かしらの遮断膜（メンブレン）が必要になるため，どのような膜を使用すればよいか悩んでいました．広範囲にわたる骨増生を成功させるためには，賦形した骨補填材が一定期間維持できることが条件となるため，以前はチタンメッシュと吸収性の遮断膜を使用していました．

●小松　チタンメッシュはよく用いられる方法であると思いますが，問題があったのですか？

●樋口　チタンメッシュの露出による感染のリスクが高いことや，血液供給を考慮すると広範囲で歯肉弁を形成する必要があるため，侵襲範囲も広くなり患者さんの負担も大きくなっていました．

●上田　広範囲で行う骨増生の場合，骨補填材の維持や歯肉弁の裂開に伴う感染という問題が出てくると思います．私は以前から歯肉弁の裂開を危惧し，あまり遮断膜を使用せず骨膜を利用することで対応してきました．

●樋口　私も，1 歯程度の狭い範囲の場合であれば遮断膜を使用しないこともありますが，なかなか思うような結果を得られないため，悩んでいました．

●小松　何か解決策があったのですか？

●樋口　骨増生の失敗後，多血小板血漿を用いてリカバリーを行い，良好な結果を得ることができた症例をみていただきたいと思います．第 1 の症例は歯周病で抜歯となった部位に，垂直的，水平的な GBR を行いました（**図 1～3**）．手法としては抜歯後 4 カ月間，組織の治癒を待ち，最初の手術では骨補填材の足場を確保するためスクリューピンとチタンメッシュを用い，吸収性メンブレンを遮断膜として使用しました（**図 4～6**）．

●上田　最初は失敗したのですか？

●樋口　弁の裂開はなかったのですが，X 線写真にて経過をみていくと，骨様組織が分離してきているようでした（**図 7～8**）．

●小松　具体的には，どうなったのですか？

●樋口　それらを取り除いていくと，GRB を行う前の欠損状態になり，全く骨様組織はできていませんでした（**図 9～13**）．骨補填材が骨様組織になっていなかったのです．X 線写真で不安はあったので，骨様組織ができていない場合を想定した準備もしていました．

●小松　骨様組織になってないのは何が原因だと考え，どのような準備をされていたのですか？

●樋口　骨様組織になりきれていなかったのはチタンメッシュが動いたこと，骨補填

症例 1

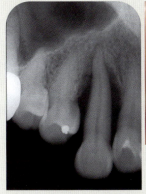
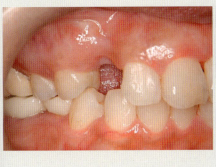
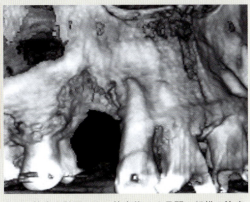

図1〜3 骨増生を体験したケースである．3⏋は重度歯周疾患に罹患しているために抜歯を計画した．抜歯後4カ月間，組織の治癒をまってGBRを計画した．CBCT像で広範囲に骨が吸収していることがわかるため，チタンメッシュと吸収性メンブレンを用いることを計画した

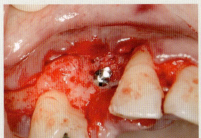
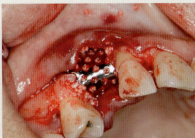
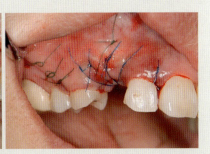

図4〜6 血液供給を考慮して，切開線は 4⏋ の遠心から斜めに縦切開を入れ，⏋1 の近心までのばして切開を入れている．添入する骨補填剤の賦形と維持を目的としてスクリューピンをテントの支柱になるように用い，その上にチタンメッシュを設置して，遮断膜として吸水性のメンブレンを用いた

材が馴染んでいなかったこと，それと隣接部からの感染ではないかと考えました．そこで，骨補填材を賦形することが容易で成長因子が期待できる多血小板血漿（PRGF）を用いることを計画し，メンブレンにはオープンバリアメンブレンとして使用できるサイトプラスを用意しました．

●**上田** 私も以前は多血小板血漿（PRP）の装置を持っていました．当時の装置の問題点を教えてください．

●**樋口** 上田先生が以前使用されていたのは，装置が大きくて，活性剤にウシ由来のものを使用していたため，生物学的な安全性が疑問視され，歯科ではなかなか臨床に取り入れられなかったと聞いています．

●**上田** そのとおりです．当時では高価であり，採血した血液を分離させたり，凝固させたりするのに手間がかかり，いわれているほどの結果を得ることができず使用しなくなりました．樋口先生が用いているPRGFとはどのようなものですか？

●**樋口** PRGFは血小板がキーワードになります．簡単にまとめると，まず抗凝固剤にクエン酸ナトリウムを使用しているため血小板の形態や凝集力を阻害することがありません．血小板は凝固などにより増殖因子を放出するため，使用する直前までは非活性化した状態で存在していてほしいのです．凝縮された血小板は非活性の状態のた

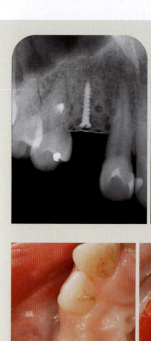
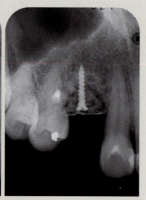

図7, 8 術直後（図7），6カ月後（図8）．骨補填材が分離しているように思える

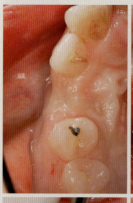
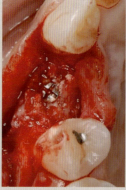
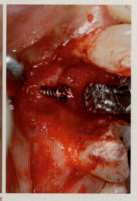
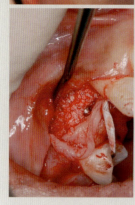
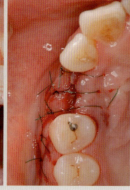

図9〜13 約半年後に歯肉弁を開けると骨補填材は固まっておらず，エキスカなどでそろりと取ると全部取り除けた．掻爬を徹底して行いデコルチケーションを行った後，多血小板血漿（PRGF）と混ぜた骨補填材を添入し，多血小板血漿（PRGF）で作成した膜を置きサイトプラストをさらにその上に設置し縫合した．減張切開は入れていない

めに，増殖因子は活性力を失っておらず，赤血球と白血球も含んでいません．また，塩化カルシウムによって活性化させるため，血小板からの増殖因子の分泌は緩徐であるなどの特徴があるといわれています．

●上田　では，この症例におけるリカバリーの方法を詳しく教えてください．

●樋口　デブライドメントを徹底して行い，デコルチケーションを施したのちに膜の維持のために再度スクリューピンを埋め込み，PRGFを混ぜた骨補填材を填入し，その上にF1とよばれるPRGFで作成した膜を置き，その上にサイトプラストを設置しています．

●小松　最初に行ったときとの違いを詳しく教えていただけますか？

●樋口　最初は血液供給を考え広範囲に切開を入れて歯肉弁を形成し，テンションフ

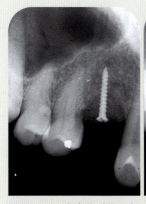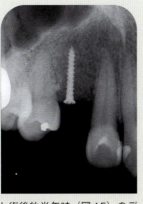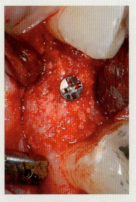

図14,15 術直後（図14）と術後約半年時（図15）のデンタルX線写真．最初に行ったケースと比べて，骨と骨補填材が馴染んできている

図16 弁を開けると骨様組織で満たされていた通法に従い，ドリリングを行い，インプラントの埋入を行った

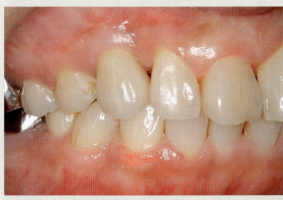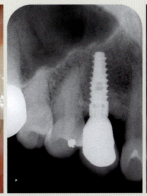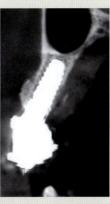

図17〜19 CT画像においても垂直的にも水平的にも骨様組織ができていることがわかる．2|の遠心部は何度も切開を入れたため，歯肉が下がっている．最初から的確なGBRが行えていたら違う結果になっていたと考えている

リーとなるように減張切開を入れたのですが，今回はオープンバリアメンブレンを使用しているので減張切開は入れず，切開範囲も最初に行ったときよりも小さい範囲で行っています．

●**小松** 骨様組織ができることを体験したケースを提示していただき，骨様組織をつくるためには，PRGFとサイトプラストを使用することはわかりました．経過はどうだったのですか？

●**樋口** 約半年後のX線写真においても良好に推移していました（**図14, 15**）．弁を展開するとインプラントの埋入に十分耐えうる骨様組織になっていました（**図16**）．成長因子の関与があったのではないかと考えています（**図17〜19**）．

●**上田** 成長因子の関与は一概にはいえないところもありますが，うまくリカバリーできていると思います．

■ 2：垂直的・水平的な骨増生によって，審美性の改善を行った症例

●**樋口** もう1症例提示します．患者さんは初診時58歳の女性です．|1 2 の破折ファイル除去について，近隣の歯科医師からの依頼によって来院されました（**図20〜22**）．

症例2

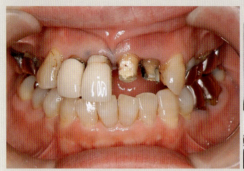
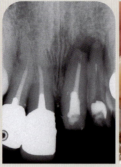
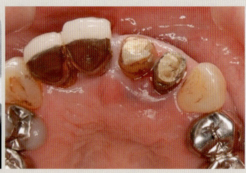

図20〜22 女性，58歳の患者．既往歴や服用薬剤はとくになく，非喫煙者であった．近隣の歯科医師から破折ファイルの除去を依頼されたことで来院

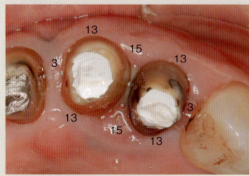
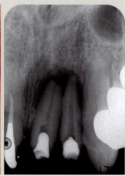
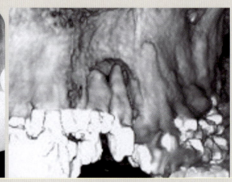

図23〜25 歯周ポケットは最深部で15ミリと根尖まで骨吸収しているのがわかる．またCT像で見ても⌊1 2間および唇側，口蓋側には骨吸収を認める

　当初は破折ファイルだけを取り除けばよいと考え，マイクロスコープ下にて破折ファイルの除去のみ行いました．数日後，紹介元の歯科医師から連絡があり，歯肉からの排膿が止まらないためペリオ由来かエンド由来の病変なのか，また保存の可否についても質問があり，再度当院にて精査をしました．

●上田　X線写真の所見だけではこのケースの判断は難しいですね．

●重田　診査・診断はどのようにされたのですか？

●樋口　歯周ポケット診査やCTを撮影し，骨欠損の状態を把握しました（**図23〜25**）．歯周ポケット検査では唇側や口蓋側で13 mm以上存在する部位があり，⌊1 2間からは排膿を認める状態でした．CTで確認すると唇側や口蓋側には骨吸収があり，根尖まで歯槽骨が吸収している状態でした．

●重田　歯の挺出や意図的再植を行うことはできないのでしょうか？

●上田　この症例はエンド-ペリオ病変の合併症だと思います．⌊1 2間は歯根間距離がないうえに，根尖に及ぶ骨吸収により保存の可能性は非常に低くなります．保存させるためには，歯内療法を行い根管内の起炎因子を除去し，根尖病変を縮小させ，また唇側と口蓋側には歯周組織再生療法を用いることで付着の獲得を試みる必要があります．健康な歯根膜がどこまで残っているかがポイントとなりますが，根管内には著しい感染を認め，また歯根表面の汚染も予測できるため保存は厳しいと思います．

●重田　歯内療法を行って経過をみていくことではだめですか？

●上田　まずそのように対応するのですが，保存の見込みが少ない場合は治療期間中に患者さんにもし抜歯となった場合の説明を繰り返し行っておくことが重要です．いきなり抜歯といっても患者さんはなかなか受け入れていただけません．ただし，絶対に保存ができるとはいってはいけません．「無理かもしれませんが，まずは保存を試みてみます」といっておいたほうが患者さんの信頼を得られやすいと思います．

●重田　樋口先生はどのように考えられたのですか．

●樋口　私も相当悩んだのですが，上田先生と同じ考えで，保存できる見込みが見当たらず抜歯を行うことが妥当だと診断し，その旨を前医に伝えました．すると抜歯となった場合の補綴処置はブリッジもしくはインプラントのどちらのほうがよいかと聞かれました．|3は天然歯であるので，矯正を行い適切な咬合関係を構築した後にインプラントが理想的であると伝えました．

●重田　難しい判断ですね．どうされたのですか？

●樋口　前医はインプラント治療を行っていないので，当院にて治療を行うこととなりました．

●重田　骨増生に関して不安はありませんでしたか？　私であれば，GBRを行いインプラントが埋入できる骨を増生するのは不確定要素が多いため，ブリッジによる治療計画を立案したと思います．抜歯をすることで顎堤が吸収するため歯槽堤増大術を施術することにはなるとは思いますが，GBRよりリスクは少ないと思います．

●樋口　勝算がなく水平的，垂直的なGBRを施す計画を立てたのではなく，先ほどの症例のような経験に基づき，ある程度は骨増生できると判断し計画をしています．

●上田　診査・診断と治療計画を教えてください．

●樋口　これまで述べてきたような咬合関係であるため，まずは矯正治療を提案したのですが，受け入れていただけませんでした．そのため，このままの歯列と咬合関係での対応となります．|3は前方・側方運動のガイドを得られているため，できればこの形態を維持したいところです．そのため|3を含めたブリッジは避けたいので，|1 2に骨増生を行った後にインプラント埋入という治療計画を立案しました．

●重田　唇側や口蓋側が顕著に骨吸収しているため，いわゆる水平的にも垂直的にも骨増生を施さないといけないのですが，どのような材料を使い，どのタイミングで，どのような骨増生を計画したのですか？　また術後の歯冠形態も歯冠長が長くなり，いびつな形になる可能性があるのですが，どう対応しようと考えられたのですか？教えてください．

●樋口　このような状況であるため，患者さんには複数回の手術が必要であることと，理想的なボリュームの支持骨ができない可能性も説明しています．また歯冠長が長くなりすぎる場合は，歯肉色付きの補綴装置の可能性も説明して行います．想定した範囲内の骨増生ができない場合はブリッジの選択を行う旨の説明も行っています（図26，27）．

●重田　骨補填材を填入する際はどのように行ったのですか？

●樋口　まず抜歯窩の唇側と口蓋部に吸収性メンブレンを設置して壁をつくります．その中に骨補填材を填入していきますが，なるべく緊密になるように詰めていきま

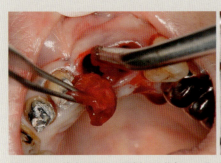
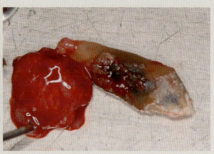

図26, 27 抜歯を行うと唇側と口蓋部には骨が存在しないのが確認でき，図27のような肉芽組織も塊で除去することができた．歯根をみてみると根尖部まで歯石の付着を認め，隣接面では特に汚染が進んでいた．感染源となる不良肉芽などの取り残しなどがないように徹底的に掻爬を行った

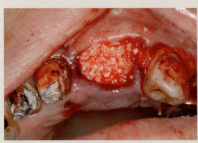
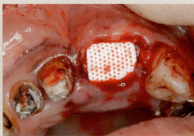
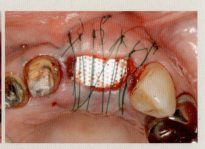

図28〜30 抜歯窩の唇側，口蓋側に吸収性メンブレンを入れ壁をつくり，その中に骨補填材を填入し，PRGFで作成した膜を置き，その上にサイトプラストを設置し縫合した．骨補填材が緊密に填入されているのがわかる．これがすべて感染したらと考えると恐ろしい

す．PRGFと骨補填材が混ざっている状態は，たとえるならゼリーの中に骨補填材が入っている感じなので，骨補填材と骨補填材の間には隙間が存在します．そのため緊密に填入しても，ある程度の隙間が存在し，治癒過程において毛細血管の走行の再開を邪魔するような緊密な充填にはならないと判断しています（図28〜32）．

●上田　骨補填材はあまり緊密に詰めるのはよくないので，充填の考え方はよいと思います．

●重田　他に何か気をつけたことはありますか？

●樋口　骨補填材の上にサイトプラストを設置しましたが，動かないようにクロスマットレス縫合と単純縫合で緊密に縫合しています．

●重田　この症例ではなぜスクリューピンを支えに用いてないのですか？

●樋口　骨欠損に合う長さのスクリューピンが存在しなかったためです．

●重田　術後の注意点はどのように説明されましたか．

●樋口　骨補填材や膜が動くと骨様組織ができにくくなるため，舌で絶対に触らないこと，食事も術後1週間は軟らかいものを摂取するように指導しています．また顔を洗う際や化粧の際にも十分注意し，極力圧をかけないようにしてくださいと説明しています．

●上田　経過を説明してください

●樋口　術後約40日でサイトプラストを除去したのですが，一部上皮化されてないところがあり，骨補填材が露出しました（図33, 34）．広範囲の骨増生であったので，

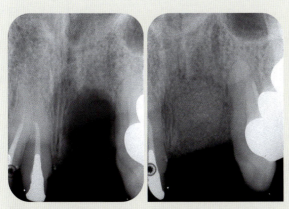

図31，32 抜歯時（図31）と骨補填材填入時（図32）

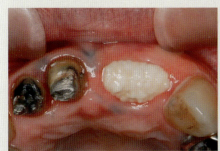
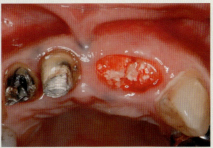
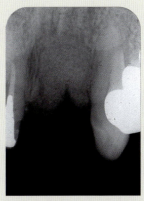

図33，34 サイトプラストを除去する日数は40～60日といわれているが，その根拠はいまひとつ乏しい．あまり長期に置いておくと創面が感染する可能性があるとのことで，40日後に膜を除去したが，上皮様組織がまだできておらず，骨補填材が一部露出した．もう少し除去のタイミングを遅らせたほうがよかったかもしれない

図35 術後6カ月で，サイトプラスト除去後3カ月の状態．上皮様組織ができていなかったところに凹みを認める

もう少し膜の除去を遅らせたほうがよかったと思います．

●上田　サイトプラストの除去は60日前後と聞いていますが，臨床ではもう少し早く除去する場合もあり，膜の除去には骨吸収の範囲などさまざまな要素が加わるため，どの時期に除去するかは難しい問題ですね．他の症例でも検証してみてください．

●重田　露出していた部位はどのようになったのですか？

●樋口　約6カ月後に弁を開けると骨様組織になっている部分も認めたのですが，骨補填材が最初に露出していた部分は，ボロボロと取れてきて骨様組織にはなっていませんでした．エキスカベーターで取れるところを掻き出して，再度骨増生を行いました（図35～39）．

●重田　再度行ったときは最初に行ったときとどこを変えていますか？

●樋口　最初は膜の除去の期間が短かったので，今回は3カ月間待ち膜の除去を行っています．ただし以前よりも骨吸収している範囲が狭いため，除去のタイミングはもう少し早くてもよかったと思います（図40，41）．

●重田　膜を除去するまではどのように清掃されていたのですか？

●樋口　基本的に患者さんには，その部位の清掃はしなくてもよいと伝えて，来院のたびに綿球でプラークを拭き取り，口腔内全体も清掃しています．

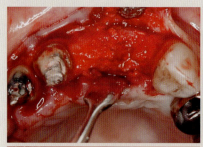
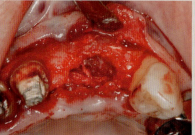
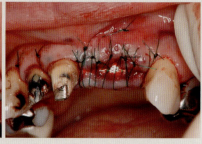
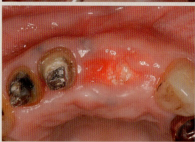

図36〜39 約6カ月後に弁を開けると唇側では骨様組織になっている部分も認めた．サイトプラスト除去時に上皮様組織にならず骨補填材が露出していた部分は骨様組織にはなっておらず，ぼそぼその状態であった．エキスカベーターで骨補填材が取れるところを掻き出して，再度同様の手法で骨増生を行った

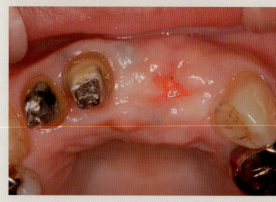
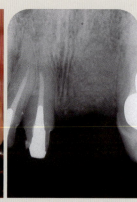

図40, 41 サイトプラスト除去後3カ月の状態．粘膜も閉鎖していて，X線写真も問題がないと考えている

●上田　再度，骨増生後の経過を教えてください．

●樋口　膜の除去後さらに約3カ月間，骨様組織に成熟するのを待ち弁を開けました．今度はインプラントの埋入に耐えうる骨様組織になったので，通法どおりドリリングを行った後にフィクスチャーを埋入しています（図42, 43）．

●重田　チタンメッシュなどを用いずにこのように骨増生ができるなんて，驚きました．

●上田　二次手術の経過を教えてください．

●樋口　一次手術後，約4カ月間待ち，パンチアウト法にて対応しています（図44, 45）．その後，|1 2 の唇側の厚みの不足と，1| の根面被覆を目的として，結合組織移植を行っています（図46〜49）．

●重田　術式を教えてください．

●樋口　上唇小帯部に縦切開を入れ，全層弁を形成し，口蓋より採取した結合組織を挿入しています．ポイントは全層弁が全体的に持ち上がるまでしっかりと粘膜骨膜弁の剥離を行うことです（VISTAテクニック）．

●上田　うまく結合組織を入れていますね．この方法であれば術後の瘢痕もあまり目立たないですね．

5章 骨増生＆ガイデッドサージェリー

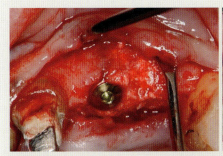
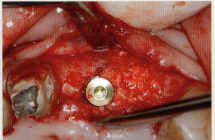

図42, 43 弁を開けると，インプラントの埋入に問題ない骨様組織になっていた．安定した骨様組織様の状態であるのを確認してインプラントを埋入することが長期の安定と安心につながる

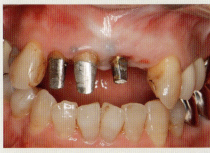
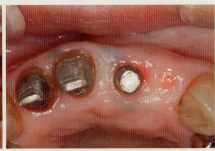

図44, 45 4カ月後，パンチアウト法にてアバットメントを装着，歯肉の成熟を待っている状態．1|の歯肉退縮と|1 2の歯肉の厚み不足を解消させるため，1|の根面被覆と|1 2の結合組織移植を計画

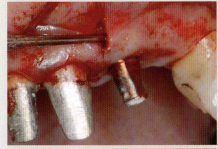
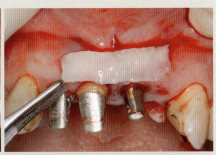
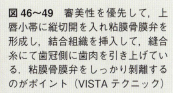

図46〜49 審美性を優先して，上唇小帯に縦切開を入れ粘膜骨膜弁を形成し，結合組織を挿入して，縫合糸にて歯冠側に歯肉を引き上げている．粘膜骨膜弁をしっかり剝離するのがポイント（VISTAテクニック）

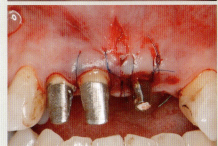
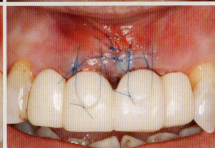

●**樋口** 軟組織の治癒を待ち，2 1|と同時に補綴装置を製作しています（**図50〜52**）．
●**重田** 歯肉ボリュームを得るのと同時に若干の根面被覆も行えていますね．
●**樋口** 最終補綴装置の歯冠長は若干長くなったのですが，患者さんの許容できる範囲に抑えることができました．また歯肉のボリュームを得ることや上唇小帯の切除によってブラッシングは以前よりも行いやすくなったと，患者さんはおっしゃっています（**図53〜57**）．
●**上田** この口腔内の状態で|3の補綴を回避できたことは，口腔内環境の永続性という観点からも非常に意義があると思います．歯冠長が若干長く，審美的にはなんとか及第点といったところですが，ここまで硬組織，軟組織を回復できたことは評価でき

157

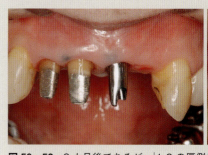
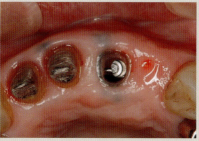
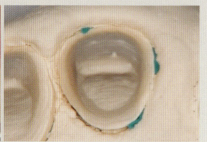

図50～52 3カ月後であるが，|1 2の唇側歯肉の厚みを獲得することができ，若干の根面被覆も行えている．このような歯肉の状態であると，歯間乳頭部はフラットではなく歯肉が立ち上がり，歯間乳頭様の組織で鼓形空隙を埋めてくれることに期待がもてる．2 1|は歯根が近接していたので，1歯ずつ的確に印象採得を行った

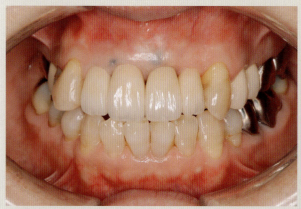
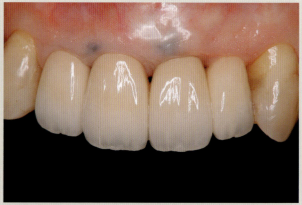

図53, 54 最終補綴装置の状態．2 1|は歯周病に罹患していて骨吸収を認めていたが，なんとか患者さんの許容できる長さで修復することができた

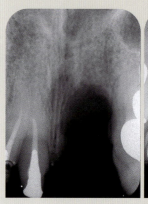
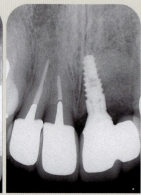
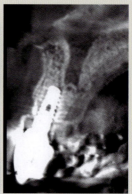

図55～57 X線写真やCT画像の評価でもインプラント周囲は骨様組織で満たされているのがわかる．全く骨がないところにスクリューピンを用いず骨補填材が維持できたのは，PRGFに骨補填材を入れて固めるため，粘稠度がありバラつかないことがよい方向に向かったのではないかと考えている．また血管再開が阻害されるような充填でなかったことも重要な要素ではないかと推測している

ると思います．今後も頑張ってください．

●**重田** 正直，初診時の状態ではこのゴールのイメージは私にはできませんでした．縦切開は結合組織移植時にわずかに入れているだけで歯肉には瘢痕は認めず，広範囲の骨増生を行った歯肉にはみえません．多血小板血漿の有用性など，今後の症例にも期待しています．

●**樋口** サイトプラスト除去の時期や多血小板血漿の有用性も今後検証していき，低侵襲で最大の効果を発揮できる処置を目指して今後も研鑽を積み努力していきます．

3 ガイデッドサージェリーを用いた インプラント治療

■1：外科用テンプレート（ワンスリーブタイプ）を使用した症例

●上田　田中先生には外科用テンプレートを用いた治療を提示してもらいます．

●田中　症例を提示します．患者さんは64歳女性，転倒による上顎前歯部打撲を主訴に受診されました．デンタルX線写真，CT検査より歯槽骨頂に近い位置に水平破折を認めたため（**図1，2**），破折歯の保存の可能性と予後について説明を行った結果，抜歯してインプラント補綴を選択されました．

●上田　インプラント埋入のプランニングを説明してください．

●田中　本症例は周囲組織の術前の外傷による侵襲が少なく，術前のCT画像より唇側の皮質骨が明瞭に確認できました（**図3**）．そこで，フィクスチャーのプラットフォームが歯肉ラインから3〜4 mmの深度で，唇側骨縁から約3 mm口蓋寄りに設定した場合，アクセスホールを舌面に設定可能でした（**図4〜8**）．

症例1

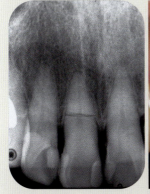
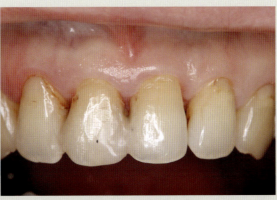

図1，2　術前のデンタルX線写真より，歯槽骨頂付近に水平的な破折が認められ，術前の口腔内写真では唇側歯肉に炎症像は認められず，近遠心が接着性材料にて固定されているのが確認できる

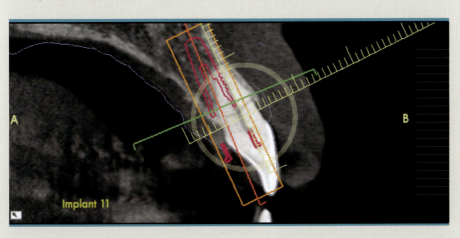

図3　シミュレーションソフトによるCT断層像上でのプランニング．直径3.7 mm，長さ11.0 mmのフィクスチャーを骨縁下約2 mmの位置に埋入した場合にアクセスホールが適切な位置に設定できることが確認できる

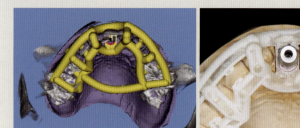
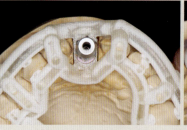
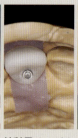
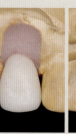
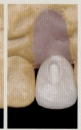

図 4～8 インプラント埋入位置決定後にシミュレーションソフト（SMOP）にて，外科用サージカルテンプレートをデザインし（図4），3Dプリンターにて作成されたテンプレートと術前のスタディモデルを用いて作業模型とし（図5），埋入即時テンポラリーレストレーションを製作した（図6～8）

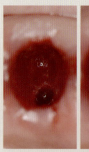
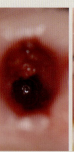
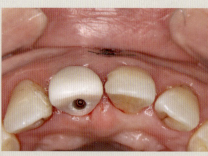
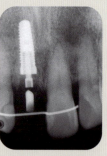

図 9～12 抜歯窩の口蓋側壁に形成されたドリリングホール．シミュレーション時に設定した位置に形成できていることが確認できる（イニシャルドリル：図9，ファイナルドリル：図10）．インプラント埋入後にテンポラリーレストレーションを装着した際の口腔内写真切縁観（図11）とデンタルＸ線写真（図12）より適切な位置にポジショニングされていることが確認できる

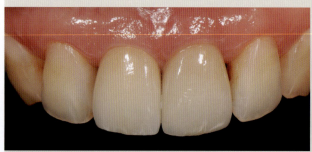
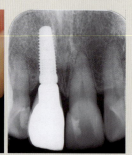

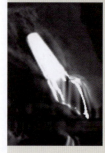
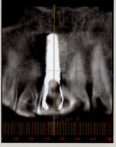

図 13～16 最終補綴物装着時の口腔内写真正面観（図13）とデンタルＸ線写真（図14）より，補綴装置と周囲組織との調和が認められる．またCT画像（図15，16）よりフィクスチャーが3次元的にシミュレーションの位置に埋入されていることが確認できる

●**上田** 術中の注意事項をあげてください．

●**田中** まずテンプレートの試適を行い隙間なく装着されているか，かたつきがないかを拡大鏡下で確認するようにしています．ドリリングの起始点がずれないように強固に固定して，慎重にドリリングを行うことが重要です（図9～12）．

術後のＸ線写真により，シミュレーションと実際の口腔内でのインプラントの位置がほぼ一致していることが確認できます（図13～16）．

●上田　このようなケースにおいては，サージカルテンプレートを用いた治療が有効的で，必須といっても過言ではないでしょう．

■2：歯粘膜支持タイプのサージカルテンプレート（スリーブ交換タイプ）を使用した症例

●田中　次に下顎左右側遊離端症例に歯粘膜支持タイプのサージカルテンプレート（スリーブ交換タイプ）を使用した症例を提示します．

患者さんは52歳男性で，下顎左右側臼歯欠損部の固定式の補綴装置を希望されて受診されました（図17, 18）．術前のコンピュータシミュレーションより，歯槽骨の吸収は認められますが，顎骨内にインプラントを埋入するスペースがあることを確認しながら埋入位置を決め，サージカルテンプレート（スリーブ交換タイプ）を製作しました（図19, 20）．

●上田　術中の注意点を教えてください．

●田中　本症例では骨面を露出させて処置を行うため，粘膜骨膜弁を剝離，翻転した際にテンプレートと干渉しないように削合・調整しておく必要があります．また，フラップレスでの使用に比べて粘膜の支持域が狭くなるため，臼後隆起付近の後方部位で剝離しないエリアを設定しました．しかし，このような欠損形態においては，テンプレートの固定の確実性に不安があるため，ドリリングは途中までテンプレートを使

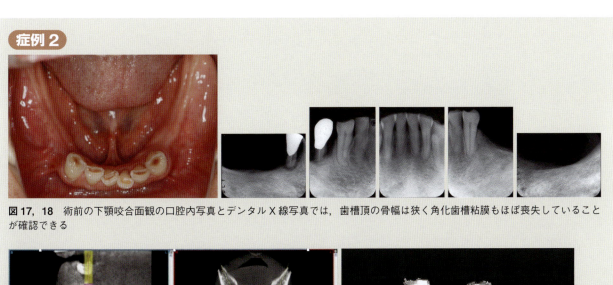

図17, 18　術前の下顎咬合面観の口腔内写真とデンタルX線写真では，歯槽頂の骨幅は狭く角化歯槽粘膜もほぼ喪失していることが確認できる

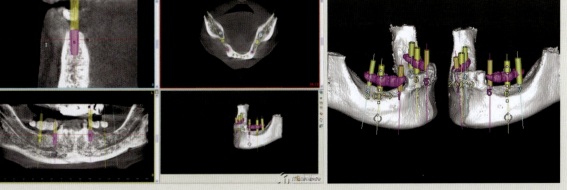

図19, 20　コンピュータシミュレーション時の画像より，左右6本すべて骨造成なしで顎骨内に埋入可能であることが確認できた

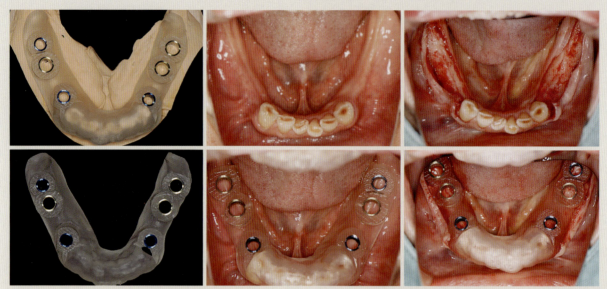

図21〜26 製作されたスリーブ交換タイプのサージカルテンプレート（左）と口腔内試適時（中央），粘膜骨膜弁を広く翻転し，サージカルテンプレートと干渉しないことが確認できた（左）

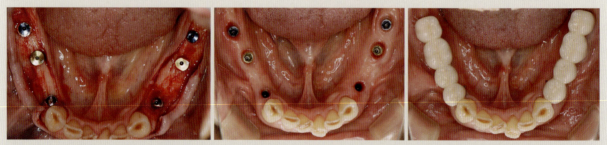

図27〜29 術直後の咬合面観（図27）より，シミュレーションの位置にインプラント6本が埋入されていることが確認できる．二次手術から2カ月後の咬合面観（図28）では，遊離歯肉移植術によりインプラント周囲の角化歯肉の幅が獲得されたことが確認できる．最終補綴物装着時の咬合面観（図29）では，シミュレーション同様の咬合面形態が付与でき臼歯部歯列の左右対称性が確認できる

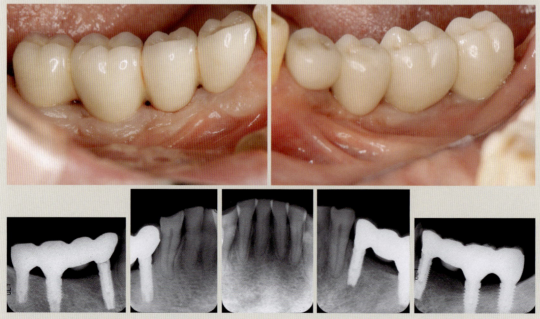

図30〜32 術後口腔内写真左右側方面観とデンタルX線写真

用して，インプラント埋入時はフリーハンドで行うことによって誤差を確認しながら進めました（図21～32）．

●上田　サージカルテンプレートの形態に応じた，使用時の工夫が必要ということですね．

■3：テンプレートの固定が難しい無歯顎症例

●上田　次に，手術中のテンプレートの固定が難しい無歯顎症例について説明してください．

●田中　患者さんは43歳男性です．咀嚼障害を訴え，全顎的治療を希望されて受診されました．問診および口腔内診査，加えてX線・歯周組織検査を行ったところ，全顎的に重度歯周炎に罹患していることが判明し，患者さんもある程度自覚されていました（図33～38）．初診より約2カ月間の基本治療後，再評価の際に上顎残存歯がホープレスであることを再確認しました．そこで，上顎はすべての歯を抜歯してインプラントを用いた固定式の補綴処置を，下顎は患者さんの年齢と歯根膜感覚の可及的な温存を考慮し，歯周外科とクロスアーチスプリントによる連結補綴処置を試みることで同意を得ました．

●上田　治療のプランニングと，この場合の注意事項を教えてください．

●田中　本症例は患者さんの年齢が比較的若かったのですが，歯肉付きの補綴装置で同意が得られたことにより，前歯部における審美的回復の要素が軽減されました．加えて将来の修理などのしやすさを考慮した構造で，各インプラント体に確実なリテンションがかかり，メインテナンス中に脱着しやすいスクリュー固定とし，さらに3ユニットに分けることとしました（図39）．

●上田　スクリュー固定の場合は，特にアクセスホールの位置が重要になりますね．その点を踏まえてインプラント埋入までをステージアプローチで行った理由を教えてください．

●田中　重度歯周炎症例においては，本症例のように歯肉付きの補綴装置となることが多いのが現状です．その際に可及的に清掃性をよくするためには，インプラントの埋入深度を揃え，歯肉との接合部を近遠心的に移行的なラインで仕上げることを目標に考えたからです．骨増生された部位に埋入をプランすることで，同時に埋入する場合に比べて治療の難易度は下がります．その結果，外科用テンプレートの口腔内での固定を含めた，人的エラーも軽減されると考えられます．

●上田　軟組織と硬組織に対しては具体的にどのようにアプローチしたのですか？

●田中　軟組織に関しては術前資料より比較的に角化歯肉の幅と厚みがあるようにはみえますが，炎症がある状態での判断は難しく抜歯後に再評価することとしました．硬組織に関しては，最終的な骨頂部の位置を残存歯の歯槽骨頂付近となるように設定しました．前歯部の上顎骨は比較的骨幅に恵まれていましたが，上顎左右側臼歯部は明らかに高さが不足していました．そこですべて同時に抜歯を行い，抜歯窩の骨壁がある部分には骨補塡材を塡入し可及的に歯槽骨の温存を試みました．事前に総義歯（図40）を用意しておき，即時装着することとしました．左右側臼歯部は垂直的な骨量の不足が明確であったため，インプラント埋入時の初期固定も考慮して上顎洞内に

症例3

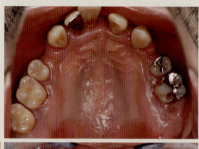
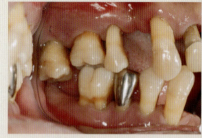
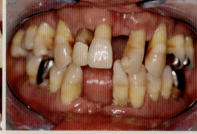
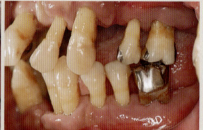
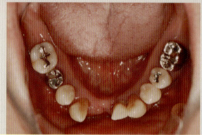
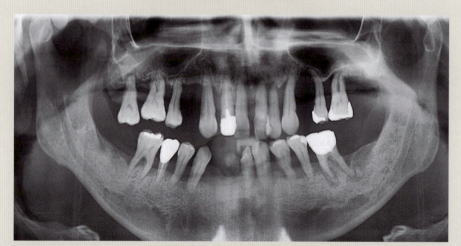

図33〜38 初診時の5枚法の口腔内写真とパノラマX線写真．重度の歯肉退縮と，それに伴う歯根露出および全顎的な歯肉の炎症，全顎的な重度水平性骨吸収が認められ，上顎左右側臼歯部では垂直的骨量が不足している

骨増生を行いました．シミュレーションソフトによる埋入シミュレーションによって，インプラント体とアバットメントを決定し，さらにインプラントの埋入と同時にテンポラリーレストレーションを装着する計画を立てました．

●上田　スクリュー固定タイプの補綴装置をプランニングするのであれば，インプラント体の埋入位置（方向）とアクセスホールの位置関係が必ずしも理想的にならない

5章 骨増生&ガイデッドサージェリー

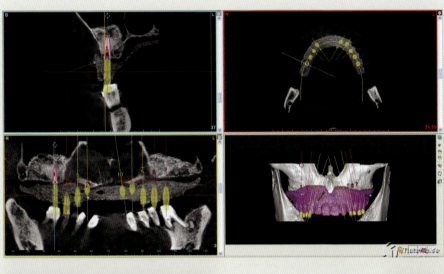

図39 シンプラントによるシミュレーションの一画面

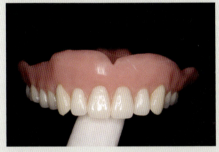

図40 本症例で使用した抜歯即時義歯

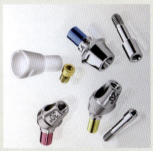

図41 角度付きアバットメント．ストレート，（青）20°アングル（黄），30°アングル（赤）

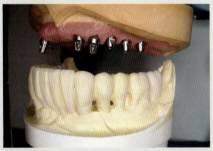

図42 アバットメントを作業模型上に装着した状態．アバットメントの方向が対合歯に対して適切であることが確認できる

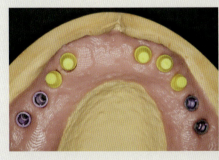

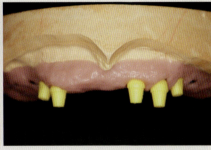

図43, 44 3|23 に装着された20°アングル付きのレプリカアバットメント．角度が補正されていることが確認できる

場合がありますが，そのような場合の対応について説明してください．

●田中 はい，補綴主導によるインプラントのポジショニングが重要となりますが，特に補綴装置に対するインプラントの埋入軸に角度が発生する部位では，角度付きアバットメント（**図41, 42**）を併用することによって，精度の高いプランニングが期待できます．

本症例のようにインプラント埋入と同時にテンポラリーレストレーションを装着する場合，その製作過程においても作業模型上で角度付きアナログのレプリカ（**図43, 44**）を試適してからアクセスホールの位置を確認調整できるため，精度の向上につながると考えます．

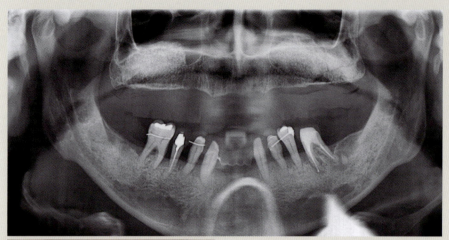
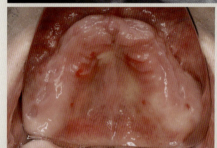

図 45, 46 骨増生後 8 カ月経過時のパノラマ X 線写真では，左右上顎洞に骨様の不透過像を認めた．口腔内写真はインプラント埋入直前のもの

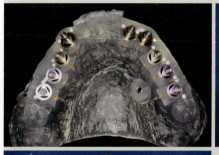
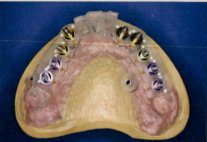
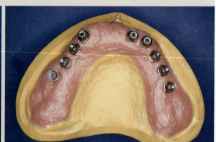
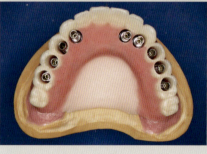

図 47〜50 作業模型上に装着されたアバットメント（図 47），テンポラリーシリンダー装着時（図 48, 49），テンポラリーレストレーションにアクセスホールを大きめに開け，シリンダーとの干渉を調整した（図 50）

●上田　手術の際にガイドがずれないようにするためにどのような工夫をしたか，教えてください．

●田中　軟組織と硬組織の再評価の結果（**図 45, 46**），ともに比較的良好な状況であったため，粘膜支持タイプとしてより強固な固定とドリリング時のずれ防止の目的で，3 カ所に固定ピンを設けました．製作手順としては，総義歯製作に準じて適切な下顎位を求めた後に，コンピュータシミュレーションデータをもとに外科用テンプレート

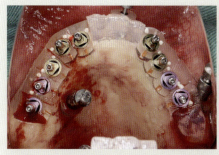
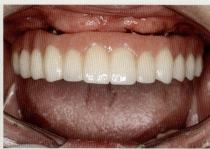

図51 3本のピンにてガイドを固定しインプラントを埋入した直後の咬合面観

図52 インプラント埋入後，アバットメントアライメントツール（20°）を装着時の側方面観．シミュレーションの方向に角度が補整されている

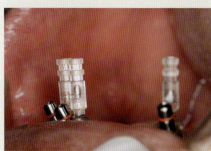

図53，54 テンポラリーレストレーション装着時の口腔内写真と術直後のパノラマX線写真．バリオSRアバットメントが良好に適合していることが確認できる

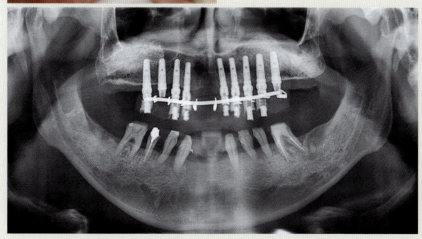

を製作しました（**図47～50**）．

　また，口腔内に位置づける際に下顎位がずれない工夫として，前歯と左右側臼歯部に一部咬合面を残しておき，3点で咬合させた状態でずれがないことを確認してから固定ピンを設置しました（**図51**）．

●**上田**　インプラントの埋入から最終補綴までの経過を教えてください．

●**田中**　臼歯部に骨増生を行ってから8カ月後にインプラントの埋入を行いました．主に前歯部で埋入軸に角度がつく部位においては，埋入直後に角度付きのアライメントツールを装着して（**図52**），軸と回転位置にずれのないことを確認しました．

　埋入トルクを20 Nに設定し，ペリオテスターによる簡易測定を行ったところ，5⏌，⌊6部は即時荷重が難しいと判断したため免荷させ，7本に角度付きアバットメントを装着してからテンポラリーレストレーションを調整，装着しました（**図53，54**）．

　約3カ月後，最終補綴装置製作へと進み，上顎はスクリュー固定タイプのセラモメタルクラウンとして3ユニットに分け（**図55，56**），下顎は硬質レジン前装冠にてクロ

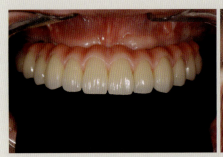
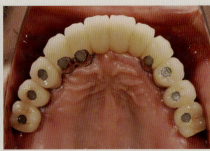

図55, 56 最終補綴装置装着時の正面観と咬合面観

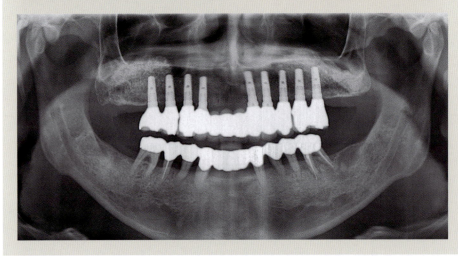

図57 最終補綴装置装着時のパノラマX線写真．インプラント周囲および上顎洞内の骨様不透過像によって，インプラントが安定してことが確認できる

スアーチの連結補綴を行いました．

●上田　最終補綴装置装着時のパノラマX線写真より（図57），インプラントの埋入深度と骨レベルが一定であることが確認できますね．口腔内写真の正面観より補綴装置と基底面と歯肉の境界部に段差が少なく移行的であることが確認できます．この状態であれば患者さんも比較的ブラッシングしやすく，メインテナンス性が考慮されていることが伺われます．

●田中　本症例は，患者さんが総義歯を仮歯として受け入れていただけたから，このような術式が選択できました．しかし，そうでなければ別の術式を検討する必要があり，さらに治療としての難易度は上がります．コンピュータガイド手術は，軟組織と硬組織の条件が良好であるほど予知性は高くなり，条件が悪い箇所があれば，骨面を露出させたり，イニシャルドリルまでテンプレートを用いてドリリングし，そこからはフリーハンドにて骨の状態を確認しながら進めたりするなどの工夫が必要であり，十分な治療計画のもとに使用することが適確な位置へのインプラント埋入につながると考えます．

5章　骨増生＆ガイデッドサージェリー　文献

1) S. Chen, D. Weingart, 勝山英明（監訳）ほか．第4回 ITI コンセンサス会議議事録 世界初のデジタルインプラントデンティストリー文献考察．クインテッセンス出版，2010．
2) Sarment DP, Sukovic P, Clinthorne N. Accuracy of implant placement with a stereolithographic surgical guide. Int J Oral Maxillofac Implants. 2003；**18**（4）：571-577.
3) van Steenberghe D, Naert I, Andersson M, et al. A custom template and definitive prosthesis allowing immediate implant loading in the maxilla：a clinical report. Int J Oral Maxillofac Implants. 2002；**17**（5）：663-670.
4) Jung RE, Schneider D, Ganeles J, et al. Computer technology applications in surgical implant dentistry：A systematic review. Int Oral Maxillofac Implants 2009；**24**（Suppl）：92-109.
5) Schneider D, Marquardt P, Zwahlen M, Jung RE. Accuracy and clinical outcom of computer guided template based implant dentistry. Clin Oral Implants Res 2009；**20**（Suppl 4）：73-86.
6) 筒井昌秀．イラストで見る筒井昌秀の臨床テクニック．クインテッセンス出版，2004．
7) 白石和仁．イラストレイテッド 歯周外科 アドバンステクニック 再生療法とインプラントに挑む．クインテッセンス出版，2009．
8) Proussaefs P, Lozada J. Use of Titanium Mesh for Staged Localized alveolar ridge argumentation：Clinical and histologic-histomorphometric evaluation. J Oral Implantol. 2006；**32**（5）：237-47.
9) Antonio Nanci．Ten Cate 口腔組織学 原著第6版．医歯薬出版，2006．
10) 安藤　修．裏づけのある歯周再生療法 原理，原則に基づいた臨床のために．クインテッセンス出版，2006．
11) 上田秀朗編．補綴臨床別冊　歯科臨床における再生療法．医歯薬出版，2006．
12) Roccuzzo M, Ramieri G, Bunino M, Berrone S. Autogenous bone graft alone or associated with titanium mesh for vertical alveolar ridge augmentation：a controlled clinical trial. Clin Oral Implants Res. 2007；**18**（3）：286-94.
13) Hoffmann O, Bartee BK, Beaumont C, et al. Alveolar bone preservation in extraction sockets using non-resorbable dPTFE membranes：a retrospective non-randomized study. J Periodontol. 2008；**79**（8）：1355-1369.
14) Robert E.Marx, Arun K. Garg, 香月　武ほか．多血小板血漿（PRP）の口腔への応用．クインテッセンス出版，2006．
15) 牧草一人, 長澤成明, 寺本昌司ほか．メンブレンを使いこなすための基礎知識．ザ・クインテッセンス．2007；**26**（11）：121-132．
16) Marx RE, Carlson ER, Eichstaedt RM, et al. Platelet-rich plasma：Growth factor enhancement for bone grafts. Oral Surg Oral Med Oral Pathol Oral Radiol Endod. 1998 Jun；**85**（6）：638-646.
17) Eda T, Takahashi K, Iwai S, et al. Effects of Plasma Rich in Growth Factors on Bone Formation in Rat Calvaria. Journal of Hard Tissue Biology. 2015；**24**（1）：61-68.
18) 黄　炳珍．CGF・AFG の基礎及び臨床応用．QDT．
19) 高島昭博．インプラントを埋入する前に押さえておきたい歯内・歯周疾患の理解．日本歯科評論．2012；**72**（835）：119-125.
20) 山﨑長郎, 高橋常男, 勝山英明, 榊　恭範ほか．Ultimate Guide IMPLANTS．医歯薬出版，2004．
21) 上田秀朗．咬合再構成における欠損補綴のデシジョンメーキング．日本補綴歯科学会誌．2012；**4**（1）43-48.
22) 上田秀朗, 榊　恭範, 立和名靖彦, ほか．歯周組織の再生療法，インプラント，そして審美歯科治療へのアプローチ．補綴臨床．2005；**38**（4）：381-396.

編著者・監修者・執筆者略歴

●編著者

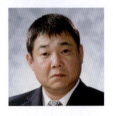

上田秀朗（うえだ　ひであき）
1983年　福岡歯科大学卒業
1987年　うえだ歯科開業
〒802-0084　北九州市小倉北区香春口
1-13-1　メディックス三萩野2F
うえだ歯科
Tel：093-922-6480／Fax：093-922-6485

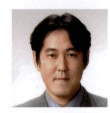

倉富　覚、（くらとみ　さとし）
1996年　九州大学歯学部卒業
2003年　くらとみ歯科クリニック開業
〒800-0207　北九州市小倉南区沼緑町
1-20-14
くらとみ歯科クリニック
Tel：093-475-4658／Fax：093-475-4659

●監修者

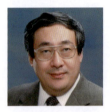

木村英生（きむら　ひでお）
1985年　松本歯科大学卒業
1991年　木村歯科医院開業
〒808-0034　北九州市若松区本町3-7-5
木村歯科医院
Tel：093-761-3058／Fax：093-761-3565

●著者

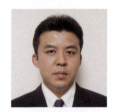

樋口琢善（ひぐち　たくよし）
1996年　松本歯科大学卒業
2002年　ひぐちファミリー歯科開業
〒820-0066　福岡県飯塚市幸袋140-1
ひぐちファミリー歯科
Tel：0948-22-1281／Fax：0948-22-1331

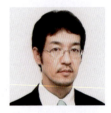

甲斐康晴（かい　やすはる）
1990年　九州歯科大学卒業
1995年　かい歯科医院開業
〒806-0030　北九州市八幡西区山寺町9-7
かい歯科医院
Tel：093-641-8460／Fax：093-641-8461

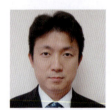

田中憲一（たなか　けんいち）
1997年　岩手医科大学歯学部卒業
2011年　田中歯科医院開業
〒822-1101　福岡県田川郡福智町赤池大坪
931-4
田中歯科医院
Tel & Fax：0947-28-2464

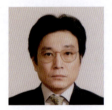

酒井和正（さかい　かずまさ）
1987年　福岡歯科大学卒業
1990年　酒井歯科医院開業
〒803-0828　北九州市小倉北区愛宕
2-5-9
酒井歯科医院
Tel & Fax：093-561-1750

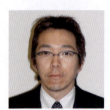

桃園貴功（ももぞの　たかのり）
1993年　福岡歯科大学卒業
2002年　ももぞの歯科クリニック開業
〒809-0028　福岡県中間市弥生1-14-28
ももぞの歯科クリニック
Tel & Fax：093-246-2070

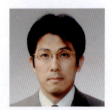

小松智成（こまつ　ともなり）
1991年　九州歯科大学卒業
1996年　小松歯科医院開業
〒751-0831　山口県下関市大学町2-2-1
小松歯科医院
Tel：0832-55-7700／Fax：0832-55-7701

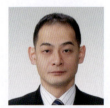

中島稔博（なかしま　としひろ）
1995年　福岡歯科大学卒業
2002年　なかしま歯科クリニック開業
〒808-0001　北九州市若松区小石本村町
13-14
なかしま歯科クリニック
Tel：093-771-4828

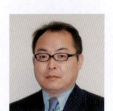

重田幸司郎（しげた　こうしろう）
1991年　大阪歯科大学卒業
1996年　重田歯科医院開業
〒750-0009　山口県下関市上田中町2-7-15
重田歯科医院
Tel：0832-22-2245／Fax：0832-31-2090

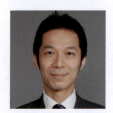

中野宏俊（なかの　ひろとし）
1994年　神奈川歯科大学卒業
2011年　ナカノ歯科医院開業
〒802-0006　北九州市小倉北区魚町3-2-20
畑中ビル3F
ナカノ歯科医院
Tel：093-551-7192

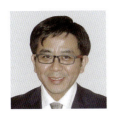
樋口克彦(ひぐち かつひこ)
1996年 松本歯科大学卒業
2006年 ひぐち歯科クリニック開業
〒822-0001 福岡県直方市感田 1781-15
ひぐち歯科クリニック
Tel：0949-29-6110

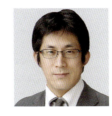
松木良介(まつき りょうすけ)
2002年 九州大学歯学部卒業
2010年 まつき歯科医院開業
〒822-0026 直方市津田町 8-24
まつき歯科医院
Tel：0949-22-2294

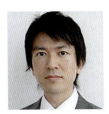
山本真道(やまもと まさみち)
1997年 神奈川歯科大学卒業
2000年 ナルトミ歯科医院開業
〒807-0805 北九州市八幡西区光貞台
1-1-30
ナルトミ歯科医院
Tel：093-602-5137

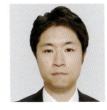
筒井祐介(つつい ゆうすけ)
2004年 日本大学歯学部卒業
2007年 筒井歯科医院開業
〒807-0825 北九州市八幡西区折尾 3-1-5
筒井歯科医院
Tel：093-601-8181

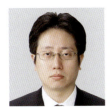
松延允資(まつのぶ まさやす)
2002年 九州大学歯学部卒業
2011年 松延歯科医院開業
〒800-0323 京都郡苅田町与原 3-8-9
松延歯科医院
Tel：0930-22-1387

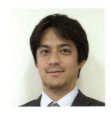
青木隆宜(あおき たかよし)
2004年 福岡歯科大学卒業
2014年 あおき歯科クリニック開業
〒813-0016 福岡市東区香椎浜 3-2-7
あおき歯科クリニック
Tel：092-672-8110

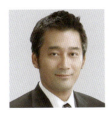
樋口 惣(ひぐち そう)
2000年 北海道大学歯学部卒業
2013年 樋口歯科継承
〒812-0011 福岡市博多区博多駅前 2-1-1
朝日ビル 4F
樋口歯科
Tel：092-411-2786

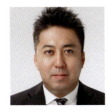
力丸哲哉(りきまる てつや)
2004年 九州歯科大学卒業
2012年 りきまる歯科クリニック開業
〒801-0834 北九州市門司区本町 2-10
サンリヤン門司港 2F
りきまる歯科クリニック
Tel：093-322-3000

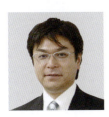
白土 徹(しらつち とおる)
1996年 九州歯科大学卒業
2011年 白土歯科医院開業
〒822-0027 直方市古町 7-30
白土歯科医院
Tel：0949-22-1348

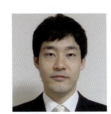
芳賀 剛(はが たけし)
2003年 九州歯科大学卒業
2008年 芳賀歯科・矯正歯科クリニック開業
〒808-0131 北九州市若松区塩屋 3-3-5
芳賀歯科・矯正歯科クリニック
Tel：093-691-8217

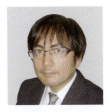
津覇雄三(つは ゆうぞう)
1998年 九州歯科大学卒業
2004年 つは歯科医院開業
〒803-0846 北九州市小倉北区下到津
4-8-3 御幸マンション 2F
つは歯科医院
Tel：093-591-3241

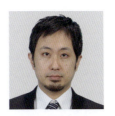
岩城秀明(いわき ひであき)
2006年 九州歯科大学卒業
2008年 岩城歯科医院開業
〒751-0806 下関市一の宮町 2-5-17
岩城歯科医院
Tel：083-256-6556

【編著者略歴】

上田　秀朗
うえ　だ　ひで　あき

1983年　福岡歯科大学卒業
1987年　うえだ歯科開業
〒802-0084　北九州市小倉北区香春口1-13-1
メディックス三萩野2F
うえだ歯科
Tel：093-922-6480/Fax：093-922-6485

倉　富　覚、
くら　とみ　さとし

1996年　九州大学歯学部卒業
2003年　くらとみ歯科クリニック
〒800-0207　北九州市小倉南区沼緑町1-20-14
Tel：093-475-4658/Fax：093-475-4659

Reliable Dentistry Step 4
マイクロスコープ・レーザー・CAD／CAM & マテリアル・
矯正・骨増生 & ガイデットサージェリー　　ISBN978-4-263-44519-8

2018年2月25日　第1版第1刷発行

編著者　上　田　秀　朗
　　　　倉　富　覚、
発行者　白　石　泰　夫
発行所　医歯薬出版株式会社

〒113-8612 東京都文京区本駒込1-7-10
TEL.（03）5395-7638（編集）・7630（販売）
FAX.（03）5395-7639（編集）・7633（販売）
https://www.ishiyaku.co.jp/
郵便振替番号　00190-5-13816

乱丁，落丁の際はお取り替えいたします　　印刷・三報社印刷／製本・榎本製本
Ⓒ Ishiyaku Publishers, Inc., 2018. Printed in Japan

本書の複製権・翻訳権・翻案権・上映権・譲渡権・貸与権・公衆送信権（送信可能化権を含む）・口述権は，医歯薬出版（株）が保有します．
本書を無断で複製する行為（コピー，スキャン，デジタルデータ化など）は，「私的使用のための複製」などの著作権法上の限られた例外を除き禁じられています．また私的使用に該当する場合であっても，請負業者等の第三者に依頼し上記の行為を行うことは違法となります．

JCOPY ＜（社）出版者著作権管理機構　委託出版物＞
本書をコピーやスキャン等により複製される場合は，そのつど事前に（社）出版者著作権管理機構（電話03-3513-6969，FAX 03-3513-6979, e-mail：info@jcopy.or.jp）の許諾を得てください．

『Reliable Dentistry』シリーズ

安全・確実な治療こそ，"豊かな歯科医院"への近道！
基本治療を究めたい先生方に贈る信頼の臨床ガイド

Reliable Dentistry Step1
歯内療法・初期齲蝕・歯周治療・臼歯部の補綴治療

●北九州歯学研究会
上田秀朗・小松智成　編著

A4判変型／176頁／オールカラー
定価（本体12,000円＋税）
ISBN978-4-263-44309-5

CONTENTS
第1章　歯内療法
第2章　初期齲蝕
第3章　歯周治療
第4章　臼歯部の補綴治療

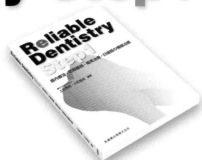

信頼される歯科医療のために，
確実・高度な治療を習得するための臨床ガイド

Reliable Dentistry Step2
限局矯正・審美修復・インプラント・総義歯

●北九州歯学研究会
上田秀朗・木村英生　編著

A4判変型／192頁／オールカラー
定価（本体13,000円＋税）
ISBN978-4-263-44334-7

CONTENTS
第1章　限局矯正
第2章　審美修復
第3章　インプラント治療
第4章　総義歯

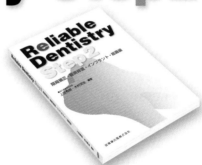

治療のゴールを明確にイメージした
包括的な歯科治療を行うための臨床ガイド

Reliable Dentistry Step3
咬合再構成・問題点の把握・総合診断・治療計画

●北九州歯学研究会
上田秀朗・酒井和正　編著

A4判変型／176頁／オールカラー
定価（本体12,000円＋税）
ISBN978-4-263-44355-2

CONTENTS
第1章　咬合再構成とは
第2章　少数歯欠損における咬合再構成
第3章　矯正治療を応用した咬合再構成
第4章　歯周病症例における咬合再構成
第5章　多数歯欠損における咬合再構成

医歯薬出版株式会社
〒113-8612　東京都文京区本駒込1-7-10　TEL.03-5395-7630　FAX.03-5395-7633　https://www.ishiyaku.co.jp/